AF330165

OBSERVATIONS

MEDICO-CHIRURGICALES

SUR

LA GROSSESSE,

LE TRAVAIL ET LA COUCHE;

PAR J. F. SACOMBE,

Officier de santé pour la pratique des accouchemens
et pour le traitement des maladies des femmes
enceintes et en couche.

Naturâ duce.

A PARIS,

Chez F U C H S, Libraire, quai des Augustins n°. 28,

L'an deuxième de la République.

*Vitam impendere vero et sequi probabiliora, nec
ultra quàm id quod verisimile occurrit, progredi pos-
sumus ; et refellere sine pertinaciâ, et refelli sine
iracundiâ parati sumus.*

CICER. Tuscul. II.

AU CITOYEN DESAULT,

CHIRURGIEN EN CHEF

DU GRAND HOSPICE D'HUMANITÉ DE PARIS.

LES vertus, les talens, voilà mes dieux, voilà mes héros. Je les honore et les révère dans la personne d'un des plus célèbres Praticiens de l'Europe, d'un Professeur de Chirurgie, qui en est de nos jours en France et la gloire et l'ornement. Puisse ce foible, mais sincère hommage, me rendre digne de son estime et de son amitié !

SACOMBE Officier de Santé, rue Coquillère n° 400, section du Contrat-Social.

A ij

DISCOURS

PRÉLIMINAIRE.

LES sciences, les beaux arts, et en général toutes les professions émanées de ces deux sources fécondes, ouvrent aux citoyens qui les cultivent avec succès, la route des honneurs, des plaisirs et des richesses. La Médecine seule, incompatible avec l'exercice des fonctions publiques, ne promet à ceux qui en embrassent l'étude, ni dignités, ni jouissances, ni fortune. Simple, bienfaisant, généreux comme la nature, dont il est l'interprète, le Médecin vit moins pour lui-même que pour ses semblables. Étendre les bornes de son art, voilà sa seule ambition ; soulager l'humanité souffrante, voilà son vrai plaisir ; mériter l'estime et la confiance de ses concitoyens, voilà sa plus douce récompense.

Il est donc bien injuste et bien cruel

tout à la fois, celui qui, se parant d'un faux zèle pour le bien de l'humanité, a voulu me ravir le fruit de quinze ans de travaux, en élevant méchamment des doutes sur mon expérience, qui peut seule en médecine donner au jeune praticien de justes droits à la confiance publique. Je me trompe, cet homme n'est qu'ignorant, puisqu'il me fait un crime d'avoir consacré quelques années de ma jeunesse à l'instruction publique, et quelques instans de loisir à la littérature. Lâche protégé d'une illustre courtisanne, je pourrois, avec plus juste raison, te reprocher de n'avoir jamais eu d'autre mérite en médecine, que la souplesse et le venin du serpent qui en est le signe symbolique, pour ramper aux pieds de tes zélés protecteurs. Mais, plus généreux que toi qui te caches pour me frapper, je me contente de te lancer un regard de mépris à travers le voile transparent de l'anonyme. Tu rougis ; je suis vengé.

Cependant, pour détruire l'impression que les vains sophismes de mon Zoïle pourroient avoir fait sur ton esprit, permets, cher lecteur, que j'expose à tes yeux le tableau rapide de ma vie médicale. Dévoré de la noble ambition d'obtenir ta confiance, il est de mon intérêt que tu sois instruit des longs efforts que je fis pour la mériter.

J'avois quatorze ans lorsque je perdis un de mes parens, *Auger*, célèbre accoucheur de Carcassonne, sa patrie et la mienne. L'estime et la réputation qu'il dut à ses succès dans la pratique d'un art qu'il exerçoit depuis quarante ans, firent naître ou du moins contribuèrent à développer en moi ce penchant naturel pour la médecine, que mille obstacles n'ont fait que fortifier dans la suite. Le jour même de sa mort, le hasard fit tomber entre mes mains le premier volume des œuvres de *Mauriceau*. J'étois occupé à en examiner les gravures avec cette avide curiosité qui porte les jeunes gens de cet âge à pénétrer par instinct le grand mystère de la Nature, lorsque mon père entre et me l'arrache des mains. Je suis des yeux le volume, et tandis que toute la famille recueilloit le dernier soupir du mourant, je pris *Mauriceau* que j'allai cacher soigneusement entre les matelas de mon lit ; je relus tant de fois cet ouvrage, qu'un an après, j'aurois été en état de subir l'examen le plus sévère sur la doctrine de ce célèbre accoucheur.

A peine avois-je fini mon cours de philosophie, que mon respectable père, dont l'austère tendresse à l'égard de ses enfans laissoit rarement place à leurs réflexions, m'annonça qu'il me destinoit à suivre la carrière du barreau, et que dans ce projet il avoit prié un de mes cousins, *Destaville*, conseiller au présidial de Béziers, de me placer chez un procureur. Peu de jours après, je reçus l'ordre de me rendre à mon poste, et *Mauriceau* fut du voyage. J'avois une telle aversion pour la chicanne, et si peu d'aptitude à parler son obscur grimoire, qu'après une année de pratique j'aurois été fort embarrassé de dresser un exploit un style de palais ; je crois même que je

serois tombé dans le marasme, si le docteur *Bouillet* (a), praticien célèbre de
cette ville, ne m'eut dédommagé de l'ennui
que j'éprouvois chez mon procureur, en
m'ouvrant le premier le sanctuaire de la
Médecine, je veux dire en me prodiguant
et ses livres et ses conseils.

Le temps des vacances arrivé, j'obtins
de mon père la permission d'aller les passer
à Carcassonne. J'espérois trouver un moment favorable pour lui faire part de l'an-
tipathie que j'avois pour l'état qu'il me
forçoit d'embrasser; mais, soit timidité,
soit crainte de lui déplaire, je différois cet
aveu de jour en jour. Cependant un de
mes anciens professeurs au collége de Carcassonne, à qui je fis part de mon anxiété,
profitant de l'avantage des circonstances,
et de l'ascendant que lui donnoient sur mon
esprit et son expérience et sa qualité d'an-
cien maître, me détermina à entrer dans sa
congrégation. Que n'aurois-je point fait
pour m'arracher des griffes de mon procu-

____

(a) Voyez son éloge funèbre par *Vicq-d'Azyr*.

reur ? Je donnai ma parole, et huit jours après je me rendis à Toulouse, dans la maison d'institution des disciples de *César de Bus* (a).

Corbin, appelé depuis à la cour de *Louis XVI*, en qualité de précepteur du Dauphin, mort au château de Meudon au mois prairial 1789, étoit alors supérieur de cette congrégation dans la province de Toulouse. Il dirigea mes études durant tout le cours de mon noviciat, et me donna une preuve aussi flatteuse qu'éclatante de son estime et de son amitié, en me destinant à remplir un chaire au collège de l'Esquille à Toulouse, par une première exception à la règle générale, qui n'admettoit à ce poste que des maîtres déja exercés dans des collèges subalternes.

La noble émulation qui régnoit alors entre les professeurs de deux colléges rivaux, étoit un puissant aiguillon pour l'amour-propre d'un jeune candidat. Je partageai l'enthousiasme de mes collégues, et

_____

(*a*) Fondateur de la congrégation des pères de la Doctrine.

mon amour pour l'étude, secondé par tant d'exemples, dégénéra bientôt en passion, à cet âge où il est si difficile, pour ne pas dire impossible d'éviter les excès. Levé tous les jours à quatre heures du matin, dans la saison la plus rigoureuse, j'employois jusqu'à seize heures par jour à l'étude de la littérature et de la médecine. Cependant ma santé s'altéroit de jour en jour, je crachois quelquefois le sang, et quelques mois plus tard j'aurois peut-être péri victime de mon ardeur pour l'étude, si un désastre affreux ne fût venu m'ouvrir les yeux, en m'éclairant sur mon propre danger.

Le recreusement du canal de *Brienne*, en produisant sans doute le dégagement d'un gaz azotique, donna lieu à une épidémie maligne, qui moissonna le tiers des habitans de la paroisse sur laquelle je résidois. J'eus la douleur de voir périr en quinze jours mes supérieurs, mes collégues et mes amis. Échappé seul aux ravages d'un fléau destructeur, sans doute par l'usage fréquent que je fis des acides végétaux, je quittai le collége et la congrégation à l'âge de dix-neuf ans, bien résolu de consacrer tous mes instans à l'étude d'un art auquel je croyois être redevable de la conservation de ma vie et de ma santé.

L'école de médecine de Toulouse comptoit alors parmi ses professeurs, *Dubernard* et *Gardeil*, médecins savans et praticiens éclairés. Je profitai de leurs leçons l'espace de deux ans, tandis que je m'occupois de dissections anatomiques sous les yeux de *Frisac*, célèbre démonstrateur de cette école. L'art des accouchemens y étoit peu cultivé, ce qui me détermina à aller à Montpellier dans l'espoir d'y trouver les ressources nécessaires pour pratiquer avec fruit cette partie importante de l'art de guérir. C'est dans le cours de ce voyage (1) que j'eus occasion de pratiquer, pour la première fois, une opération dont je ne connoissois encore que la théorie, d'après les ouvrages de *Mauriceau*, de *Smellie* et de *Peu*, dont j'avois médité les principes.

A mon arrivée à Montpellier, j'y trouvai

______

(1) Voyez la *Luciniade*, page 40.

deux accoucheurs célèbres, *Serres* et *Laborie*. Le premier avoit la haute pratique et ne faisoit point de cours public ; le second, plus répandu dans la bourgeoisie, étoit chargé de l'enseignement. Celui-là, sage, prudent, éclairé, marchoit sur les pas des *Deventer*, des *Peu*, des *Smellie* ; celui-ci, téméraire, en butte aux préjugés, mais quelquefois heureux dans sa témérité, suivoit les traces des *Levret*, des *Chamberlaine*, des *Rœderer* ; en un mot, *Laborie* étoit l'homme de l'art, *Serres* l'élève de la Nature.

Je m'attachai de préférence à ce dernier, en qui je trouvai toutes les bontés d'un maître pour son disciple chéri, et toute l'affection d'un père pour son fils. Doux, prévenant, communicatif, *Serres* ne me fit jamais acheter une seule de ses leçons, ni par un mouvement d'impatience, ni par cette morgue pédantesque, à la faveur de laquelle quelques maîtres pensent déguiser leur médiocrité. Je ne le vis jamais se couvrir d'un voile mystérieux pour transformer en oracles les principes simples de son art. Il me proposoit souvent ses doutes avec l'ingénuité de l'enfance ; et, dans la discussion, oubliant et son âge et son expérience, il sembloit toujours être l'élève de celui qu'il venoit d'instruire. Enfin, esclave fidelle de la nature, *Serres* me fraya la route qui guide à son sanctuaire. Le lecteur me pardonnera sans doute d'avoir jeté quelques fleurs sur la tombe d'un ami dont le souvenir sera toujours cher à mon cœur, et d'un maître qui, s'oubliant lui-même pour être utile à ses semblables, ambitionna moins la réputation d'auteur, que celle de bienfaiteur de l'humanité.

A Dieu ne plaise que je veuille affoiblir le juste tribut d'éloges que je viens de payer au meilleur des maîtres ; mais la reconnoissance même m'impose la loi de dire une vérité qui, dans ma bouche, sera moins une injure qu'un nouvel hommage à sa mémoire. La Nature l'avoit doué d'un jugement sain, qui seul fait les bons praticiens; mais elle lui avoit refusé le génie, qui seul fait les grands hommes. *Serres* fut l'esclave fidelle, et non l'interprête heureux de la Nature ; *Serres*, en un mot, connoissoit à fond la pratique de son art, mais il en ignoroit la théorie.

Eh bien! *Serres* eut le bon esprit de se rendre justice, et je lui dois d'éternelles actions de graces, non-seulement de m'avoir appris ce qu'il savoit, mais de m'avoir fourni l'occasion, d'apprendre ce qu'il avouoit ingénument ne pas savoir lui-même.

Miladi D. . . . étoit accouchée à Montpellier et revenoit à Londres ; une légère incommodité, effet ordinaire des douleurs violentes de l'enfantement, exigeoit, durant le voyage, le ministère d'un homme de l'art. *Serres*, son accoucheur, me proposa ; je fus accepté. Miladi D. . . . ne se contenta point de payer généreusement ce foible service ; elle me donna, à notre arrivée à Londres, des lettres de recommandation auprès de *White, Hosbornn, Hunter, Miquel* et plusieurs autres médecins-accoucheurs avec lesquels j'eus de fréquentes conférences, dont l'excellente pratique de *Serres* m'avoit mis à portée de profiter.

Deux mois après mon arrivée à Paris, un riche financier me propose l'éducation de son fils. Un contrat de 10,000 liv. de gratification, 1200 liv. d'honoraires par année, ma pension et mon logement payés au collége de Navarre, telles furent les conditions auxquelles je souscrivis d'autant plus volontiers que j'étois sans fortune, que j'avois à peine vingt-six ans, que je jouissois de toute la liberté nécessaire, au centre de la Médecine, et qu'enfin j'acquérois les facultés nécessaires pour me perfectionner dans mon état. Du reste, ceux qui ont connu le régime des colléges de Paris, savent qu'une édution particulière étoit moins une fonction onéreuse, qu'un emploi de surveillance pour un instituteur.

A peine fus-je installé avec mon jeune élève au collége de Navarre, que je me fis un plan d'étude fixe, invariable, et surtout compatible avec mes engagemens. Le lecteur pense sans doute que, me vouant à la pratique des accouchemens, mon premier soin fut de m'attacher à un professeur

seur célèbre dans cette branche de l'art de guérir ; au contraire, je fis vœu de n'en suivre aucun; et j'ose dire que depuis le 29 fructidor 1782 où je suis entré au collége de Navarre, jusqu'au 26 floréal 1789, époque à laquelle j'en suis sorti, je n'ai pas assisté une seule fois à un cours d'accouchemens. Elevé dans la pratique de mon art, par un maître qui l'avoit exercé 45 ans avec succès, sous les auspices d'une des plus célèbres Facultés de l'Europe ; affermi dans cette pratique simple et naturelle par la théorie savante et lumineuse des plus habiles Médecins-accoucheurs Anglois, il m'eût été permis de croire, sans vanité, que je pouvois me passer de nouvelles leçons ; et cette pensée, loin d'être une injure faite à nos accoucheurs français, n'auroit été qu'un juste hommage rendu à la réputation éclatante de mes maîtres. Mais, de quelques talens que fussent doués les professeurs de Paris, j'avois un motif particulier de me défier de leurs principes. *Levret* étoit leur idole ; et l'interprète de la nature qui aborde aux rives de la Seine, n'a pas moins à craindre la fureur des fanatiques prêtres de *Levret*, que n'avoient à redouter de l'inhumanité des prêtresses de Diane, les étrangers qui abordoient aux rives de la Tauride.

Fidèle à la nature et fort de mes principes, je résolus de me livrer entièrement à la pratique, en me réservant de consulter au besoin les gens de l'art. Mais comment me procurer des accouchemens? Tout est possible à Paris, avec de l'argent. Des croisées de mon apartement au collége de Navarre, je voyois très-distinctement les passans dans la rue des Fossés-Victor, à l'extrémité de la rue Clopin, ce qui me fit naître l'idée de chercher dans ce quartier une personne qui voulût, en payant, recevoir chez elle les femmes en travail, et m'avertir à propos, à la faveur d'un signal convenu entre nous.

Ce fut dans la rue des Boulangers que deux époux honnêtes et malheureux s'engagèrent à me procurer le plus de femmes enceintes qu'il leur seroit possible, moyennant la somme de douze livres par accouchement. L'épouse alloit à la découverte dans les faubourgs Victor et Marcel, s'arrangeoit avec la femme enceinte qui se rendoit chez mon hôtesse aux premières douleurs du travail ; alors le mari se présentoit à l'entrée de la rue Clopin, dans celle des Fossés-Victor, donnoit un coup de sifflet : à ce signal, j'ouvrois ma croisée pour toute réponse, et je me rendois sur le champ.

Cinq années s'écoulèrent sans que cet innocent commerce fût connu ou troublé par le plus léger accident. Ce ne fut qu'au mois pluviose 1788 qu'il donna lieu à une anecdote assez plaisante.

Pour ne pas perdre les accouchemens qui survenoient pendant la nuit, j'avois trouvé le moyen de sortir du collége à quelque heure que ce fût, en me procurant, par l'entremise d'un bachelier de la maison de Navarre, la clef d'une porte secrète, qui donne issue vis-à-vis la fontaine du Panthéon, au haut de la Montagne; porte à la faveur de laquelle les jeunes prêtres bacheliers de la société de Navarre, alloient faire leurs missions nocturnes. Le 26 pluviose, à une heure du matin, je dormois sans doute si profondément, que je n'entendis point les coups de sifflets; mais à peine le jour commençoit-il à paroître, que je vois arriver chez moi mon honnête hospitalière. Tremblante, éplorée, les larmes aux yeux elle me demande compte de son mari qu'elle n'a point revu, dit-elle, depuis une heure du matin qu'il est sorti de chez lui pour m'appeler. Je la consolai de mon mieux, quoique je fusse moi-même fort inquiet. Mon premier soin fut de voler au secours de la femme en travail, qui m'attendoit depuis une heure du matin. Nous la trouvames fort tranquille sur le lit, accouchée et délivrée le plus heureusement possible, sans autre sage-femme que la nature, sans autre accoucheur que le temps. Le Temps et la Nature, voilà, voilà les grands maîtres de l'art ! L'académie de chirurgie rougiroit d'entendre et repousseroit peut-être encore de ses écoles, avec indignation, cette grande vérité. Pour moi, cher lecteur, je me fais une loi de la suivre, et un devoir de la publier.

Après avoir pratiqué la ligature et la section du cordon ombilical, je promis de nouveau à mon hôtesse, que je n'aurois point de repos que je n'eusse découvert ce qu'étoit devenu son mari. Chemin faisant, je demandois dans toutes les rues adjacentes si l'on n'avoit point ouï dire que quelqu'un eût été assassiné dans la nuit; par-tout même réponse, on n'avoit rien appris. De retour au collége, je trouvai à la porte de ma chambre un commissionnaire porteur d'une lettre datée des prisons de la Force : c'étoit l'honnête et généreux hôte qui avoit préféré se laisser traîner en prison, que de manquer à la parole qu'il m'avoit donnée de ne jamais dire mon nom et ma demeure (1). D'après le récit qu'il me fit des circonstances de son arres-

____

(1) On se doute bien sans que je le dise, que vivant avec des ecclésiastiques, et dans une maison d'éducation, je devois prendre les plus sages précautions pour mettre mes mœurs et ma conduite à l'abri des plus légers soupçons.

tation et de l'interrogatoire qu'il avoit subi, je jugeai que ses sifflemens nocturnes l'avoient rendu suspect dans le voisinage, et que sur les plaintes portées contre lui à la police, il avoit été pris sur le fait et arrêté. *De Crosne*, alors lieutenant de police, avoit son fils en pension au collége de Navarre; je trouvai aisément accès auprès de ce magistrat, qui me reçut avec bonté, rit beaucoup de l'aventure, et fit sortir sur le champ mon homme, que je ramenai sain et sauf à son épouse.

Le 26 floréal 1789, époque à laquelle je me suis établi, j'avois fait pour ma propre instruction, et à mes dépens, 471 accouchemens, sans parler de ceux que j'avois faits pour le compte ou sous les yeux de *Serres*, dans la ville de Montpellier. Que l'on me conteste donc, si l'on veut, les talens et non l'expérience, qui me coûte assez cher pour qu'il me soit permis de m'en prévaloir.

Les vingt-quatre observations qui constituent la base de cet ouvrage, ne sont donc pas le fruit d'autant d'accouchemens, mais le résultat de quinze années d'étude et de réflexions fondées sur la pratique des meilleurs auteurs, et confirmées par l'expérience que j'ai pu acquérir en pratiquant moi-même avec un succès constant, 658 accouchemens.

Du reste, un tableau succinct des vérités spéculatives ou pratiques qui ont signalé mes premiers pas dans la carrière, prouvera mieux que tous les raisonnemens, que j'avois long-temps essayé mes forces avant de m'y engager.

1.° Lorsque j'ai pris la plume, on divisoit les douleurs de l'enfantement en *vraies* et en *fausses*.

On entendoit par *vraies douleurs* celles qui constituent le travail de l'enfantement, celles qui seules peuvent opérer l'expulsion de l'enfant à terme hors de la matrice. Appelons douleurs naturelles ce qu'on appeloit *vraies douleurs*, et je suis d'accord sur tout le reste.

Mais on pensoit que les *fausses douleurs* constituoient aussi le travail, et qu'elles ne différoient des *vraies douleurs*, que par leur moindre degré d'intensité, que par leur insuffisance à expulser l'enfant hors de la matrice ; et c'est là une erreur capitale, que j'ai démontrée par l'expérience, et que j'ai combattue le premier.

Oui, les douleurs naturelles de l'enfantement sont unes ; tant qu'elles ne se manifestent point sensiblement il ne peut y avoir de travail, puisqu'elles seules le constituent. Les mouvemens spasmodiques, qu'on appeloit très-improprement *fausses douleurs*, sont absolument étrangers au travail, indépendans du travail, mais plus fréquens dans le dernier mois de la grossesse que dans les mois antérieurs, à raison sans doute du volume plus considérable de l'enfant, de son poids sur la matrice, de la gêne où se trouvent actuellement les viscères, enfin de l'irritabilité nerveuse plus grande alors qu'à toute autre époque.

J'ai dit le premier que de cette erreur capitale, qui consiste à confondre les mouvemens spasmodiques avec les douleurs naturelles, devoit résulter et résultent en effet les plus grands malheurs, tels que, 1°. le travail provoqué et déterminé avant le dernier terme de la grossesse ; 2°. les accouchemens les plus laborieux , dans lesquels l'art est obligé de tout faire, n'eût-on devancé que d'un jour l'œuvre de la nature ; 3°. l'usage du *forceps* et des crochets , enfans de l'impéritie, dont je démontrerai les dangers et l'inutilité.

2°. Lorsque j'ai pris la plume , le nombre infini de systêmes sur la génération, avoit moins dissipé nos doutes sur cette fonction importante , qu'il n'avoit démontré l'impossibilité physique de pénétrer jamais ce grand mystère de la nature ; et c'est avec raison que l'immortel vieillard de Fernei a fait de cette monstrueuse diversité d'opinions contradictoires, le sujet d'un conte qui porte l'empreinte du caractère enjoué de son auteur.

Ennemi de tout systême , après avoir enchaîné mon imagination, j'ai rassemblé les faits, je les ai pésés, discutés, analysés avec l'œil de l'expérience , et le sang-froid de la raison. Ne pouvant prendre la nature sur le fait, je l'ai épiée avant et immédiatement après l'exécution de son grand-œuvre. Enfin, l'esprit encore frappé de tant de merveilles, je me suis endormi sur son sein, et là j'ai cru voir ce que l'œil ne pourra jamais contempler. A mon réveil, j'ai conté mon rêve aux philosophes, et ce songe a paru les consoler d'une vérité qui les fuit.

3°. Lorsque j'ai pris la plume, on croyoit encore à la superfétation. Je ne me flatte point d'avoir convaincu les partisans de ce systême, mais je crois en avoir démontré l'absurdité.

4°. Lorsque j'ai pris la plume, quelques accoucheurs parloient encore de *culbute*; et ceux qui rougissoient de passer pour *culbuteurs*, ne nous donnoient pas une idée plus satisfaisante des mouvemens et de la situation de l'enfant dans la matrice, aux différentes époques de la grossesse. J'ai dit, et j'ai prouvé par l'observation anatomique, par les lois de la physique, enfin, par tous les phénomènes qui accompagnent la grossesse, j'ai prouvé, dis-je, le premier, que l'enfant dans le sein de sa mère, doit jouir et jouit en effet du libre exercice de ses mouvemens, soit qu'il nage dans les eaux de l'amnios, soit qu'il soit couché sur le dos, dans l'excavation du grand bassin.

5°. Lorsque j'ai pris la plume, on portoit presque à l'infini le nombre des positions que l'enfant étoit susceptible de prendre ou de recevoir durant le travail. J'ai prouvé, d'après la structure de la matrice et celle du corps de l'enfant, 1°. que ces prétendues positions pouvoient être réduites à treize; 2°. qu'il n'y a proprement que deux espèces d'accouchemens, le premier par la tête, le second par les pieds, hors les cas cependant où ce dernier peut être suppléé avantageusement par les genoux ou par les fesses, qui se présentent spontanément à l'orifice.

6°. Lorsque j'ai pris la plume, on enseignoit dans les écoles, que l'enfant au commencement du travail, présentoit quelquefois le ventre et quelquefois le dos à l'orifice de la matrice. J'ai prouvé que la première de ces attitudes étoit physiquement impossible, et que la seconde que j'ai dit être la situation naturelle, étoit un signe certain que la femme n'est point actuellement en travail, et que les douleurs qu'elle éprouve, ne sont que des contractions spasmodiques de la matrice.

7°. Lorsque j'ai pris la plume, la routine aveugle prescrivoit la ligature et la section du cordon ombilical immédiatement après la naissance de l'enfant. J'ai prouvé que cette pratique dangereuse pouvoit causer la mort des nouveau-nés, ou produire cet état d'asphyxie dont on ne les retire qu'à force de soins.

8°. Lorsque j'ai pris la plume, les sectateurs de *Mauriceau* dégageoient les épaules de l'orifice de la matrice, en tirant sur la tête de l'enfant. J'ai combattu cette méthode vicieuse, en lui opposant un principe constant, savoir, que *la plus grande largeur des épaules d'un enfant à terme, est toujours égale au plus grand diamètre de sa tête, pris depuis la symphise du menton*

jusqu'à l'extrémité postérieure de la su-
ture sagittale.

9°. Lorsque j'ai pris la plume, les senti-
mens des auteurs étoient partagés sur la
question de savoir s'il est plus avantageux
de faire l'extraction du *placenta* resté dans
la matrice, ou d'en abandonner l'expulsion à la nature. J'ai cru devoir prononcer
d'après ma propre expérience, qu'il est
toujours imprudent de laisser dans la matrice un corps étranger, dont la prompte
altération est capable de porter le désordre dans l'économie, à moins qu'une trop
forte adhérence n'en rende l'extraction
impossible ou dangereuse.

10°. Lorsque j'ai pris la plume, on assu-
jétissoit toutes les femmes enceintes à des
saignées de bras périodiques. Mes observations prouveront, et l'expérience a mille
fois démontré que la saignée est bien moins
nécessaire qu'on ne pense, à l'état de grossesse, et qu'elle est trop souvent la cause
funeste de l'avortement.

11°. Lorsque j'ai pris la plume, on par-
loit d'*étroitesse* du bassin, de *monstruosité*

de la tête de l'enfant; de là, la nécessité prétendue des instrumens et de l'opération césarienne. J'ai dit et je prouverai que, quelque vicieuse que puisse être la configuration du bassin, le grand diamètre du détroit supérieur et le grand diamètre du détroit inférieur ne seront jamais viciés à tel point, qu'il résulte de ce vice un obstacle invincible à l'accouchement de l'enfant à terme; d'où je conclus que les instrumens et l'opération césarienne sont toujours inutiles, et le plus souvent funestes ou meurtriers.

Ce que j'ai dit de l'opération césarienne, je le dirai de l'opération sigaultienne, que je regarde comme aussi inutile et comme plus meurtrière. Si je me suis abstenu jusqu'à ce jour de parler de cette dernière opération, c'est par égard pour un homme que j'estime, et à la sensibilité duquel j'aurois desiré pouvoir épargner le souvenir d'un succès dont la gloire ne l'a dédommagé que bien foiblement des désagrémens qu'il lui a attirés. Je serois au désespoir que mon sentiment sur une opération désastreuse, dont, après tout, il n'a point à se reprocher d'être l'auteur, pût l'affecter ou lui déplaire ; mais l'écrivain qui consacre sa plume à la recherche de la vérité, doit savoir tout sacrifier à son idole, et sur-tout ôter tout prétexte à la calomnie, en évitant jusqu'au moindre soupçon de partialité.

Voilà l'analyse et le fruit des travaux constans dont j'ai dû retracer le souvenir à des hommes qui feignoient de l'avoir oublié, à des hommes qui, après m'avoir réduit à la dure nécessité de parler de moi-même, m'accuseront peut-être d'orgueil et d'ambition. Mais l'ambition de faire le bien et l'orgueil de l'avoir opéré, sont-ils après tout des défauts dont un auteur doive rougir? Non sans doute : l'orgueil et l'ambition ne sont des vices que lorsque, enfans dénaturés de l'amour-propre, ils sacrifient l'intérêt public à leur propre in-térêt, et que la honte de se produire au grand jour, les force à se voiler d'une feinte modestie.

Pour moi, sans me parer à tes yeux d'une vertu toujours équivoque dans un auteur, je t'avouerai franchement, cher lecteur, que je me sens assez de zèle, d'expérience et de courage pour ramener à son heureuse simplicité, un art dénaturé depuis un siècle par l'intérêt, l'ignorance et le charlatanisme; pour arracher des mains de l'accoucheur mécanicien des instrumens inutiles et dangereux; pour apprendre un jour aux sages-femmes à seconder seules la nature dans le travail de l'enfantement; pour persuader à un sexe timide, qu'une sage-femme instruite des vrais principes de son art, est toujours plus propre qu'un accoucheur à une opération qui n'exige que de l'adresse, de la patience et de la sensibilité; enfin pour épargner à mon sexe, la honte d'une fonction qu'il rougira sans doute d'avoir exercée, le jour où on lui démontrera l'inutilité de son ministère. Telles sont mes prétentions; et si c'est là ce qu'on appelle avoir de l'orgueil et de l'ambition, j'avoue sans rougir, que je suis le plus orgueilleux et le plus ambitieux de tous les hommes.

PRÉCEPTES GÉNÉRAUX

SUR

LA GROSSESSE.

Tout être qui jouit du bienfait de la vie, contracta sans doute en naissant, la douce obligation de la transmettre à des individus de son espèce. Tel est le vœu de la nature ; je dis plus, tel est la loi imposée par elle à tous les êtres. Que le fanatisme, que les préjugés se taisent enfin devant sa volonté suprême.

Je sais qu'une sage politique érigea quelquefois à regret la virginité en vertu, dans ces climats brûlans, où l'homme lâche et voluptueux, couché nonchalamment aux pieds de la beauté, sur un sol fécond, dont il dédaignoit la culture, fit craindre au philosophe l'excès de population, source inépuisable de richesses, chez un peuple industrieux.

Mais, sous un ciel pur et serein, sur un sol capable de nourrir le double de ses habitans, chez une Nation vive, franche, douce, naïve, sensible, laborieuse, en un mot chez les Français, la population est un garant assuré

C

de la prospérité publique , et le célibat une vertu farouche , que la nature réprouve et punit comme un crime.

En effet, il conste par l'expérience et l'observation des meilleurs praticiens , que les personnes du sexe qui ont gardé constamment le célibat, sont plus sujettes aux maladies, et meurent plus jeunes que les femmes mariées qui ont eu plusieurs enfans.

Une vérité non moins importante et démontrée par les médecins les plus célèbres, est que le mariage est souvent le remède le plus efficace que l'art puisse administrer aux vierges les plus vertueuses, après l'âge de puberté, contre le marasme , la cachexie , la jaunisse , les pâles - couleurs , maladies qui se terminent par la plus cruelle de toutes , puisqu'elle est sans remède , je veux dire la phthisie.

Enfin, il est prouvé que l'époque de la cessation des règles, est , toutes choses égales d'ailleurs , beaucoup plus funeste pour les filles vierges et les veuves, que pour les femmes mariées (1) qui ont eu constamment commerce avec un homme.

Puisque le mariage est si avantageux à la santé du sexe, il n'est pas indifférent pour

----

(1) Le défaut d'allaitement est une exception à cette loi générale.

des parens tendres, de savoir quel est l'âge auquel leurs filles peuvent le contracter sans danger. Jamais avant quinze ans, parce que, quelque précoce que soit la nature, quelque bien constituées que soient en apparence les jeunes personnes avant cette époque, leur corps n'a cependant point encore cette solidité, cette cohérence dans l'ensemble des parties qui le composent, qui les lient les unes aux autres, pour exposer impunément ces êtres frêles et délicats aux accidens presque inséparables de la grossesse et de l'allaitement. Les parens que des intérêts de famille, ou un parti très - avantageux ont déterminés à enfreindre cette loi, ont presque toujours eu à se repentir de leur précipitation. Mais depuis quinze ans jusqu'à vingt, on peut, sans danger, marier une fille, pourvu qu'elle soit bien réglée, qu'elle jouisse d'une bonne santé, et qu'elle n'ait point d'infirmité habituelle ou incompatible avec cet engagement. De dix-huit à vingt ans le mariage est, comme je l'ai déja dit, un remède préservatif et curatif des maladies qui affligent en France les jeunes personnes nées dans des climats chauds, d'un tempérament bilieux et sanguin, dont l'imagination ardente est un aiguillon pour les passions, que la lecture des romans affecte vivement, qui éprouvent trop tôt un sentiment que la jouissance seule peut affoiblir.

Pères et mères de famille, hâtez-vous de marier les jeunes filles qui s'ennuient, qui maigrissent, qui soupirent sans savoir pourquoi ; que leur vertu ne vous rassure point sur leur sort, elle ne feroit que les conduire plus sûrement au tombeau. Ce sont des fleurs que le souffle brûlant du midi dessèche, et qu'une douce rosée va raviver et faire épanouir.

Dès qu'une femme a lieu de soupçonner qu'elle est enceinte, elle doit user modérément du devoir conjugal, parce que les commotions violentes que la matrice reçoit quelquefois dans l'acte vénérien, peuvent détruire aisément le fruit de la conception.

C'est une erreur de croire qu'une femme enceinte peut manger de tout indistinctement, et doit prendre beaucoup de nourriture. Elle peut faire usage des mêmes alimens qu'elle a coutume de prendre, pourvu qu'ils ne soient ni trop pesans, ni trop salés ou épicés. Leur qualité ne doit être ni trop active, ni trop froide ; elle doit se faire violence et résister à ces appétits capricieux, à ces fantaisies bisarres, qui trop souvent sont l'effet malheureux d'une imagination affectée à raison de l'extrême sensibilité du genre nerveux. Il ne faut point qu'elle prenne à la fois plus d'alimens qu'elle n'a coutume d'en prendre hors le temps de la grossesse. Il vaut mieux qu'elle multiplie ses repas, parce que le chyle qui en résultera sera d'une meilleure qualité.

Les femmes grosses doivent s'interdire le vin pur, l'usage journalier du café à l'eau, et sur-tout des liqueurs spiritueuses, que je regarde comme un poison très-actif pour le fœtus.

En 1790 j'ai accouché dans mon amphithéâtre, en présence de mes élèves, une femme revendeuse à la halle, qui buvoit régulièrement deux demi-septiers d'eau-de-vie par jour, un à son lever, et l'autre à son coucher, sans parler du vin pur dont elle faisait sa boisson ordinaire. Pour supporter plus patiemment les douleurs du *travail*, elle tiroit de temps en temps de sa poche la petite bouteille qu'elle appeloit très-improprement *sa sainte ampoule ;* car celle-ci, bien différente de celle de Rheims, se vidoit sensiblement à chaque coup qu'elle buvoit. Cette femme qui n'avoit d'autre trait de ressemblance avec un sexe doux, sobre et sensible, que le caractère physique qui le distingue essentiellement du nôtre, accoucha à terme d'un enfant mort, si petit et si ridé, que l'on eût dit qu'il sortoit d'un bocal rempli d'eau-de-vie ; et en effet, cette innocente victime de l'intempérance, paroissoit avoir été brûlé dans la matrice par l'excès de cette liqueur.

La femme enceinte doit respirer un air pur et serein. L'air méphitique ou imprégné d'odeurs fortes, même agréables, lui seroit très-funeste, parce que la matrice en recevroit les fâcheuses atteintes, à raison de la sympathie des nerfs qui, dans l'état de grossesse, sont plus mobiles et conséquemment plus irritables que dans tout autre temps.

Une femme doit donner au sommeil huit ou neuf heures chaque nuit, pendant le cours de sa grossesse.

On ne sauroit trop exhorter les femmes enceintes de détourner la vue des objets qui pourroient les frapper, ou porter le trouble dans leur imagination. Je suis intimement convaincu d'après des faits (1) qui me sont propres, que la vive impression faite sur les sens à la vue d'un spectacle affreux et inopiné, peut devenir funeste à l'organisation du fœtus par le rapport intime qui existe entre la mère et l'enfant. On doit leur épargner avec le même soin tous les sujets d'inquiétude, de tristesse, et sur-tout ce qui pourroit exciter en elles des mouvemens de colère ou des transports de jalousie.

Leurs exercices doivent être modérés ; elles

---

(1) Voyez le Médecin-Accoucheur, page 128.

doivent se promener à pied, jamais à cheval, rarement en voiture. Elles ne doivent ni lever trop les bras, ni soulever ou porter de pesans fardeaux. Les chants forcés, la danse, et en général tous les mouvemens violens, doivent leur être interdits.

Les vêtemens des femmes enceintes devroient être légers, larges et faciles à ajuster. Les ceintures des jupes et les corps *baleinés* où *busqués* sont très-préjudiciables à leur état, par la compression qu'ils exercent sur le bas-ventre et sur le fond de la matrice dont ils empêchent le développement (1).

---

(1). Il est évident aux yeux de tout anatomiste qui ne voudra point sacrifier la vérité au vain plaisir de contrarier mon sentiment, qu'il est physiquement impossible que la situation de l'enfant dans la matrice soit telle qu'on l'a cru jusqu'à ce jour, je veux dire, qu'il ait la tête ou les pieds tournés vers le fond de ce viscère, pendant les cinq derniers mois de la grossesse. Il n'est pas moins évident aux yeux de tout observateur éclairé et impartial, que le développement progressif de la matrice, durant la grossesse, est infiniment plus sensible d'une paroi latérale à l'autre, que de l'orifice au fond de ce viscère. D'où il résulte évidemment que toute compression horizontale faite sur le bas-ventre, doit non-seulement s'opposer au développement naturel de la matrice, d'un des os des iles à l'autre, mais même contraindre plus ou moins le fond de ce viscère à se rapprocher de l'estomac, contre le vœu de la nature.

C iv

La première incommodité qui résulte de cette compression, est la constipation toujours dangereuse par les efforts qu'elle occasionne , efforts qui donnent souvent lieu à l'avortement et aux hernies, par la disposition qu'ont les intestins gênés à se porter vers les ouvertures qui se trouvent dans la circonférence du bas-ventre. Enfin les matières stercorales retenues dans le canal intestinal, s'y durcissent par la résorbtion de leurs parties les plus tenues et les plus déliées , qui passées dans le sang , le corrompent et deviennent le germe de maladies putrides qui se développent après l'accouchement.

Je n'entreprendrai point de tracer ici le modèle des vêtemens analogues à l'état de grossesse. Je n'ai ni assez de goût , ni assez de connoissances en ce genre , pour me flatter de quelque succès ; mais, sans vouloir donner des leçons à un sexe qui régnera toujours dans l'empire des modes , je desirerois que, quelque forme qu'eussent les vêtemens des femmes enceintes, leur poids portât toujours sur les épaules et non sur les reins et le bas-ventre , ce qui s'oppose au développement de la matrice et de l'enfant qu'elle renferme.

La routine aveugle prétend qu'on doit saigner du bras les femmes grosses à quatre mois et demi, à sept et à neuf. Cette erreur, dont notre siècle commence enfin à triompher, fut long-temps une cause bien funeste de dépopulation.

Il est des femmes qui n'ont jamais ou presque jamais besoin d'être saignées dans le cours de leur grossesse. Telles sont celles qui ont la fibre molle et lache, qui sont pâles et décolorées, qui ont un tempérament pituiteux, celles qui sont dégoûtées, qui vomissent après chaque repas, qui ont la diarrhée, le teint jaune, la bouche amère, celles qui crachent beaucoup, sur-tout avant de manger.

On doit saigner, à quelque époque que ce soit de la grossesse, les femmes très-sanguines, qui avoient des règles très-abondantes avant de devenir enceintes, dont la fibre est roide et solide, qui éprouvent des lassitudes sans les avoir occasionnées, des pesanteurs de tête ou des étourdissemens, qui ont un goût de sang dans la bouche, et de violens maux de reins. Mais je préviens que tous ces signes même sont équivoques, qu'ils tiennent souvent à la seule raréfaction du sang ou à l'irritabilité nerveuse, et qu'ils n'indiquent la nécessité de la saignée, ou l'existence actuelle de la pléthore sanguine, que lorsqu'ils n'ont pu être dissipés par l'usage des bains, des boissons délayantes et anti-phlogistiques, du nitre, des acides végétaux.

La saignée du pied est quelquefois nécessaire dans la grossesse, à la suite des lésions considérables à la tête, dans les apoplexies sanguines, dans les hémorragies menaçantes, par le nez et par la bouche. Mais les gens de l'art doivent toujours être en garde contre la mauvaise foi des personnes peu délicates, qui pourroient prendre ce prétexte, dans l'espoir qu'une saignée du pied leur procureroit l'avortement.

Les vomitifs ne peuvent être administrés aux femmes enceintes que dans le cas d'une absolue nécessité, et d'après l'avis exprès d'un praticien habile, qui seul peut en régler le mode. Il est toujours imprudent sans doute de provoquer mal-à-propos le vomissement; mais c'est une erreur de croire que les vomitifs ne peuvent être employés sans danger pendant la grossesse. On voit des femmes enceintes vomir impunément pendant les premiers mois de leur grossesse, tandis qu'une toux violente les fait avorter très-fréquemment, parce que, suivant la remarque judicieuse de *Saucerotte*, l'action spasmodique du diaphragme, dans le vomissement, est dirigée de bas en haut; au lieu que dans la toux, cette action se porte de haut en bas, mécanisme qui rend les secousses de la toux plus funestes à la femme enceinte, que celles du vomissement.

Puisque la toux est si dangereuse dans l'état de grossesse, les femmes enceintes ne sauroient prendre trop de précautions pour s'en garantir, dans quelque saison que ce soit. En hiver, en ne passant jamais subitement d'un air chaud à un air froid; par exemple, d'un appartement très-échauffé dans une cour ou dans un jardin; d'une salle de spectacle dans la rue, d'un bain chaud à l'air libre, sans passer par un milieu tempéré, ou sans prendre la précaution de se garantir par des mantelets ou des pelisses, de la vive impression de l'air atmosphérique. En été, en ne buvant jamais des liqueurs froides ou à la glace, après un exercice ou une promenade qui a augmenté sensiblement la transpiration; en ne s'exposant jamais à un courant d'air quand le corps est en sueur; en ne se promenant jamais au serein ou par un temps humide après le coucher du soleil. Quant à la toux humorale, le moyen préservatif ou curatif consiste à employer à propos, et d'après l'avis d'un médecin prudent, ou un laxatif ou un doux purgatif, suivant la nature ou le caractère de l'humeur dont on veut opérer l'évacuation. L'ipécacuanha sagement administré, peut dans ce cas produire les meilleurs effets.

Les lavemens émolliens sont très-avantageux aux femmes enceintes, contre la constipation à laquelle elles sont très-sujettes. Ce sont autant de bains intérieurs, très-utiles durant la grossesse, et propres à calmer les maux de tête, à appaiser les coliques, et à chasser les vents.

Je crois les bains très-avantageux aux femmes grosses, et je les prescris dans cet état aux femmes sanguines, sur-tout à celles qui ont la fibre sèche et dure ; mais il faudra lutter encore long-temps contre le préjugé qui les fait envisager comme extrêmement dangereux, avant de pouvoir faire adopter généralement leur administration.

Le bain froid, c'est-à-dire tiède, est regardé par le docteur *Whytt* qui en a fait l'expérience, comme très-avantageux aux femmes enceintes, qui sont sujettes à l'avortement, principalement à cause de la foiblesse de leurs nerfs.

« J'ai éprouvé, dit *C. White*, pendant un grand nombre d'années les bons effets du bain froid, non seulement pour prévenir l'avortement dans les cas où toute autre méthode n'avoit pu réussir, mais encore les autres maladies auxquelles sont sujettes les femmes grosses, et plus ordinairement celles qui ont la fibre lâche et foible. Je n'ai pas seulement observé les bons effets du bain froid pour les femmes grosses, mais je l'ai encore recommandé, ces dernières années, aux nourrices ; et elles en ont recueilli de grands avantages. Il m'est venu dans l'esprit de conseiller cette pratique, parce que j'ai appris que plusieurs femmes de Scarboroug, qui faisoient leur état d'accompagner les dames au bain de mer, ont trouvé que, quand elles étoient nourrices, elles avoient une meilleure santé, qu'elles étoient plus fortes et qu'elles avoient une plus grande quantité de lait que dans d'autre temps, avant qu'elles commençassent cette pratique. »

On a remarqué, dit le docteur *Lind*, (1) que l'usage du bain froid pris de bon matin dans une baignoire, ou en se plongeant dans la mer, étoit extrêmement avantageux dans l'été et dans les pays chauds ; que plusieurs diarrhées, et autres maladies qui n'étoient dues qu'à une chaleur extraordinaire, laquelle relâchoit les solides et occasionnoit la colliquation des sucs animaux, ont été non-seulement guéries par le bain froid, mais même qu'il a bien prévenu leur retour et l'attaque d'autres maladies semblables. *J. Floyer* et le docteur *Baynard* ont confirmé cette doctrine par leurs expériences. (2)

---

(1) Maladies des gens de mer, page 44.
(2) Traité du bain.

L'expérience m'a encore enseigné, dit *C. White*, après avoir parlé des avantages du bain froid, que l'exercice du cheval, modéré et répété chaque jour, étoit favorable aux femmes enceintes.

Je crois le bain froid très-propre à prévenir l'avortement. J'en ai fait moi-même l'expérience, et j'en ai retiré les plus grands avantages dans une colique nerveuse, qui avoit résisté à tous les remèdes. Mais quant à l'exercice du cheval durant la grossesse, je n'oserois le prescrire en France, soit à cause du peu d'habitude que le sexe a de ce genre d'exercice, soit à raison des chutes et autres accidens qu'un cheval vif ou ombrageux peut occasionner.

Le repos absolu gardé pendant quelques jours dans une situation horizontale, la saignée du bras, les boissons rafraichissantes et acidules, les eaux distillées de fleurs d'orange et de tilleul, le nitre, l'elixir acide de vitriol, etc, sont les remèdes préservatifs de l'avortement.

Si l'avortement est inévitable à raison d'une chute violente, d'un coup porté sur la matrice, d'une saignée faite à contre-temps, d'une passion immodérée, il faut sur le champ avoir recours aux gens de l'art, parce que l'avortement exige plus de soins qu'un accouchement à terme, puisque celui-ci n'est qu'une opération naturelle, tandis que l'autre est un accident contraire au vœu de la nature, et qui peut avoir les suites les plus funestes.

Dans les derniers mois de la grossesse, c'est une bonne coutume de se coucher quelquefois pendant le cours de la journée sur un lit de repos. Cette sage précaution soulage les muscles, et prévient d'ailleurs ces douleurs de ventre, de dos, de hanches et de cuisses, la tuméfaction des grandes lèvres, les varices, et enfin ces enflures de jambes qui sont alors si ordinaires.

D'après cette longue énumération de remédes préservatifs et curatifs, on seroit tenté de demander si la grossesse est une maladie de neuf mois? Non sans doute; et dans l'ordre de la nature, la grossesse loin d'être une maladie, est elle-même un remède efficace aux maux de la vie célibataire. De nos jours même, au sein des grandes villes, on voit des femmes d'artisans, des bourgeoises aisées, qui mènent une vie sobre et laborieuse, payer tous les ans le tribut de la maternité, sans éprouver la plus légère indisposition. Mais ce ne sont là malheureusement que des exceptions bien rares dans ce siècle où le luxe, la mollesse, la corruption des mœurs, le jeu des passions, les veilles immodérées, la sensualité, le défaut d'exercice, l'insouciance des mères pour leurs enfans, ont tellement interverti l'ordre de la nature chez les femmes qui jouissent de toutes les faveurs de la fortune, que l'état de grossesse est devenu dans cette classe de femmes, je ne dis pas seulement une maladie de neuf mois, mais une maladie chronique dont chaque nouvel accouchement aggrave les dangers, et qui conduit enfin la malade au tombeau.

Puisse la génération future, instruite par nos longs malheurs, être plus sage à nos dépens ! Puissent les mères ne pas dédaigner plus long-temps les leçons des sages interprètes de la nature, et les transmettre à leurs filles pour le bonheur de leurs enfans !

OBSERVATIONS
MEDICO-CHIRURGICALES
SUR LA GROSSESSE.

PREMIÈRE OBSERVATION.

*ANNE P*** crut durant neuf mois être enceinte ; mais victime d'une erreur trop chère à sa tendresse, elle mourut d'une hydropisie ascite, à l'époque où elle se flattoit de devenir mère.*

ANNE P*** mariée à l'âge de 28 ans, accoucha dix mois après la célébration de son mariage, d'une fille qui mourut avànt d'avoir atteint sa troisième année. Enceinte pour la seconde fois, elle mit au monde un fils. En 1791, le feu ayant pris à une de ses maisons, l'incendie fut si violent, qu'elle eut à peine le temps de se dérober aux flammes, elle, son époux et son fils. Ce désastre survenu à l'époque de l'écoulement périodique, en arrêta le cours sur le champ, et cette suppression altéra

D

de jour en jour sa santé, que l'abus des médicamens acheva de délabrer. Cependant les règles reparoissoient quoique en très-petite quantité et à des époques fort irrégulières, lorsqu'elles furent totalement supprimées par l'effet d'un nouveau malheur, la perte de son fils, âgé de sept ans et quelques jours. Cette suppression totale lui fit croire qu'elle étoit enceinte. En effet, le dégoût des alimens ordinaires, des appétits bizarres, des nauzées, des lassitudes dans les jambes, des douleurs dans les lombes; enfin, après quatre mois, des mouvemens sensibles vers la région épigastrique ne lui laissèrent aucun doute sur son état de grossesse, et lui firent négliger de consulter les gens de l'art, qui auroient pu l'arracher à une erreur dangereuse, mais d'autant plus chère à son cœur, que cette mère tendre cherchoit à se consoler de la perte encore récente d'un fils, par l'espoir de le devenir.

Deux ou trois saignées pratiquées en cet état, pour satisfaire au préjugé, ne firent que hâter les progrès de la maladie qui devoit sous peu de jours la conduire au tombeau. « Je touche, me dit-elle, au dernier terme « de la grossesse, et je n'ai pas voulu attendre « à vous faire appeler, que je fusse en travail, « afin que vous ayez le temps de me disposer « à l'accouchement dont je redoute les suites. »

Après avoir cherché à la rassurer, je lui demandai la permission de la voir tous les jours , sous prétexte de la préparer à l'accouchement, mais en effet pour lui administrer les secours les plus prompts.

L'état de la malade étoit tel , qu'elle ne pouvoit rester un quart d'heure dans une situation constante. Depuis huit jours, elle n'avoit fermé l'œil, et ses insomnies avoient entièrement épuisé ses forces. Son pouls étoit foible et intermittent, sa langue épaisse et noirâtre, l'haleine mauvaise, les nausées continuelles, ses cuisses, ses jambes d'une grosseur prodigieuse, et tellement gorgées que l'eau dont elles étoient infiltrées s'échappoit par les pores, et formoit à la surface de la peau des vésicules transparentes, assez semblables à la gomme qui s'échappe à travers l'écorce de quelques arbres fruitiers ; mais ce qui rendoit le danger très-pressant , c'est la gêne extrême de la respiration, et un dévoiement continuel de matières noirâtres et fétides.

J'ordonnai 1°. *une potion calmante ,* pour appaiser l'irritation nerveuse ; 2°. *un grain d'ipécacuanha ,* dans chaque verre de boisson, pour détacher les matières glaireuses et pituiteuses dont l'estomac étoit tapissé, et pour ralentir le mouvement péristaltique des intestins; 3°. *le nitre* pour faciliter l'écoulement des urines dont la stagnation dans la vessie lui faisoit souffrir des tourmens horribles; 4°. des *lavemens émolliens* pour lubrifier le canal intestinal, et le défendre contre l'acrimonie des déjections.

Ce régime eut tout l'effet que j'en attendois, et la malade dormit six heures consécutives la nuit même et la nuit suivante. Calme trompeur, qui devoit être suivi du plus violent orage! En effet, le mal sembla se déchaîner avec une nouvelle fureur; la malade éprouva des spasmes, des mouvemens convulsifs qu'elle prit pour les douleurs de l'enfantement. Je pratique pour la première fois le *toucher*, et je ne fus pas peu surpris de trouver l'orifice de la matrice situé au centre du bassin, malgré le volume extraordinaire du ventre qui auroit dû éloigner cet orifice de la ligne perpendiculaire Je ne fus pas peu surpris de trouver ce même orifice sec, ridé et comme calleux; alors rassemblant toutes les probabilités de la *grossesse apparente* (1), et les adaptant à la situation présente de la malade, êtes-vous bien certaine, lui dis-je, que les mouvemens que vous avez ressentis sont ceux d'un enfant? «Eh! de quoi donc voulez-vous que je sois «grosse, me répond-elle avec un air de sur-

____

(1) Ou *fausse grossesse*, suivant le langage vulgaire.

prise, mêlé d'impatience? » Comme ce doute parut l'affecter; je ne vous ai fait cette question, lui répliquai-je, que pour savoir si vous êtes véritablement à terme, car rien ne me semble présager en vous un accouchement prochain. Cependant je pris en particulier le C. P*** son mari, et je lui déclarai formellement que je ne croyois point que sa malheureuse épouse fut enceinte, mais attaquée d'une hydropisie ascite, et je lui proposai la ponction comme le seul remède palliatif à une maladie, que dans l'état actuel, je regardois comme incurable. Ma proposition fut rejetée avec horreur, par cet homme qui, jaloux d'avoir un héritier, se flattoit depuis neuf mois de l'espoir d'être père.

Le 15 prairial la malade fut administrée, et immédiatement après cette cérémonie religieuse, je me déterminai à lui faire de légères scarifications (1) aux jambes. Sept à huit pintes d'eau qui s'écoulèrent en peu de temps par cette voie, rendirent la respiration plus libre, et prolongèrent sa vie de quelques jours. Je supprime,

---

(1) On ne doit faire des *scarifications*, on ne doit appliquer les *vesicatoires* aux jambes ou aux cuisses des hydropiques, que dans des cas extrêmes, parce que la gangrène qui peut y survenir, rendroit cette pratique dangereuse.

comme étrangers à cette observation, les détails du traitement que j'employai pour combattre l'hydropisie dont l'art ne pouvait plus triompher.

La malade mourut le 21 prairial 1792 à sept heures précises du soir. Parens, amis, voisins, voisines, demandèrent à grands cris l'ouverture du cadavre, pour sauver, disoit-on, la vie à l'enfant. Je la fis en leur présence, et assisté de deux chirurgiens, dont l'un étoit le C. *Ribes*, jeune professeur d'anatomie, très-instruit, plein de douceur et de modestie. Nous trouvâmes la capacité de l'abdomen remplie d'une eau fétide, roussâtre et sanguinolente ; l'estomac prodigieusement distendu, déplacé et rapproché du bassin ; des digitations gangreneuses dans la partie inférieure et moyenne de la région hypogastrique ; les ovaires squirreux, la matrice desséchée, ayant ses parois adhérentes l'une à l'autre, et son col si resserré, que nous eumes de la peine à y introduire une épingle noire à friser. Ainsi, au lieu d'accoucher d'un enfant, cette malheureuse femme n'accoucha que d'environ trente pintes d'eau.

RÉFLEXIONS

Sur la première Observation.

CETTE observation nous conduit naturellement à faire quelques réflexions sur la grossesse, que nous diviserons en grossesse *réelle* et en grossesse *apparente*.

J'entends par grossesse *réelle*, l'état d'une femme qui a conçu et qui porte dans sa matrice le fruit de sa conception, sous quelque forme qu'il puisse être.

J'appelle grossesse *apparente*, l'état d'une femme qui, sans avoir conçu, a néanmoins tous les signes extérieures de la grossesse *réelle*, comme dans l'hydropisie, la tympanite, la cachexie, l'œdeme, etc. maladies dans lesquelles la suppression des règles, l'enflure des extrémités inférieures et du bas-ventre, les dégoûts, les nausées, les appétits bizarres peuvent faire regarder comme grosses, les femmes qui en sont atteintes.

Je divise la grossesse *réelle* en grossesse *animale*, et en grossesse *animo-végétale*.

La grossesse *animale* est celle dans laquelle le fruit de la conception est un animal bien organisé, vivant ou mort, renfermé soit dans la matrice, soit dans l'une des trompes de *Fallope*, soit dans la capacité du bas-ventre.

La grossesse *animo-végétale* est celle dans laquelle l'organisation de l'animal avorté, peu de temps après la conception, a dégénéré en une espèce de végétation animale.

La grossesse *réelle*, soit *animale*, soit *ani-*

mo-végétale, est donc l'effet nécessaire de la conception, laquelle ne peut avoir lieu sans le concours des deux sexes, tandis que la grossesse *apparente* est absolument indépendante du coït, et peut avoir lieu chez les vierges comme chez les femmes qui usent de l'acte vénérien. La grossesse *réelle* constitue un état naturel et physiologique ; la grossesse *apparente* au contraire est un état non naturel et pathologique.

Ces simples définitions suffiront sans doute pour faire sentir à tout homme judicieux et impartial, combien sont vagues, ridicules, insignifiantes, les dénominations de *fausse grossesse*, de *fausse couche*, de *faux germe*.

En effet, on ne peut entendre proprement par *fausse grossesse* que ce que j'appelle grossesse *apparente* ; car la grossesse *réelle*, soit *animale*, soit *animo-végétale*, n'est point une *fausse grossesse*, puisque ces deux espèces de grossesse *réelle* sont également le fruit de la conception d'un animal vivant ou mort, bien ou mal organisé.

La dénomination de *fausse couche* ne sauroit s'appliquer à la crise bonne ou mauvaise de la grossesse *apparente*, car la matrice ne peut expulser, et l'art ne peut extraire de ce viscère ce qu'il ne renferme pas. Or, sans conception, point de grossesse ; sans grossesse, point de *travail*; sans *travail*, point d'avortement. Cette dénomination ne convient pas mieux à la crise naturelle de la grossesse *réelle*; et en effet, que la femme qui a conçu se débarasse par expulsion ou par extraction d'un animal vivant ou mort, bien ou mal organisé, en un mot, du fruit de sa conception, sous quelque forme qu'il puisse être; il seroit très-impropre de dire que cette femme a fait une *fausse couche*. Son accouchement a été précoce, mais cet accouchement avant terme n'est pas moins *vrai* que s'il n'avoit eu lieu qu'après les neuf mois de grossesse; donc cette expulsion ou cette extraction de l'animal ou de l'animo-végétal, à quelque époque de la grossesse que ce soit, n'est point une *fausse couche*, mais un avortement. Il ne faut donc pas employer comme synonimes, deux expressions qui offrent à l'esprit deux idées contradictoires.

Si une femme enceinte avorte avant que l'organisation de l'embryon soit sensible à la vue, je veux dire avant qu'on puisse distinguer à l'œil que le fruit de sa conception est un animal vivant, on dit que cette femme a rejeté un *faux germe*, ou suivant l'expression de *Levret*, un *germe avorté*. Pourquoi ne pas dire d'une femme qui accouche avant terme, *telle femme a avorté d'un embryon, d'un fœtus, d'un enfant* (1).

Mais quelle idée les accoucheurs anciens et modernes attachent-ils à ce mot de *germe?* Le *germe* n'est autre chose à leur avis, que la matière première destinée à former l'embryon. Or, c'est là une de ces erreurs qu'il est important de détruire pour l'honneur de mon art, qu'on pourroit soupçonner d'être peu familiarisé avec les principes de la saine physique et les premiers élémens de l'histoire naturelle.

L'embryon composé de toutes ses parties élémentaires, l'embryon tout entier est renfermé dans l'œuf de la femme, comme le poulet, le pigeon sont renfermés en entier, avec toutes leurs parties intégrantes, dans les œufs de ces animaux ovipares. L'embryon homme, et l'embryon oiseau, formant le point fixe et central du globe qui les renferme, y restent dans un état d'inertie, jusqu'à ce qu'un degré de chaleur suffisant vienne, par un coup électrique, leur imprimer le mouvement et la vie. C'est là l'effet de l'incubation chez les ovipares, et de la copulation chez les vivipares.

─────────────

(1) Voyez ce que j'ai dit à ce sujet dans mon *Avis aux sages femmes*, premier principe, page 9.

Qu'on ne dise point que c'est ici un systême enfanté par une imagination exaltée ; quiconque a fait des expériences sur la divisibilité de la matière, sait qu'il est un point où la raison doit suppléer à la foiblesse de nos sens dans la division presque infinie de ses molécules, et si quelques jours après la conception ou l'incubation, on commence à apercevoir dans le centre de l'œuf un petit point noir qu'on n'apercevoit auparavant qu'à l'aide du microscope, n'est-il pas à la fois raisonnable et conséquent de penser que ce point noir, infiniment plus petit, n'existoit pas moins, quoique son extrême petitesse le dérobât à la vue ?

En effet, l'expérience est en ceci parfaitement d'accord avec la raison. *Verdier*, célèbre anatomiste, a observé trois espèces *d'embryons avortés*. La première représente une masse charnue, creuse dans son centre, et contenant un peu d'eau, sans autre apparence de fœtus qu'un petit point noir, qui seul, dit-il, indique le *germe*. La seconde qui a à peu près la même figure, renferme un petit embryon flottant dans l'eau et semblable à un petit ver à soie. La troisième espèce est un petit corps ovale transparent et rempli d'eau, dans lequel flotte un embryon.

Ces observations ont été faites sans doute

par cet habile anatomiste dans les quinze premiers jours après la conception ; car après cette époque, l'embryon a une forme déterminée, et au terme de six semaines, il est déja de la longueur du petit doigt. La raison, l'expérience et l'observation m'autorisent donc à penser qu'à l'instant physique de la conception, l'embryon imperceptible à l'œil le plus perçant, se développe, et, deux ou trois jours après, devient sensible sous la forme d'un petit point noir.

Tel est mon sentiment, qui paroîtra sans doute plus vraisemblable que l'opinion de ceux qui font sortir l'embryon d'un prétendu *germe* qu'ils disent être une espèce de concrétion glaireuse, flottante dans une grande quantité d'eau, et suspendue par de petits filamens presque imperceptibles, dirigés vers le fond de la matrice. Que la nature travaille à débrouiller ce corps glaireux, à dilater et perfectionner les vaisseaux, pour la libre circulation des fluides et l'entretien de cette harmonie qui doit régner entre la mère et l'enfant : pour moi, je ne vois dans ce système sublime, que de grandes phrases dont il m'est impossible de débrouiller le sens. *Verba et voces, prætereaque nihil.*

Si quelque cause extérieure vient troubler l'organisation de l'embryon ou du fœtus, le fruit de la conception est détruit ; alors il survient une perte accompagnée de douleurs de reins, d'issue de caillots et de pesanteurs sur le siége. Il se déclare une espèce de travail, et l'hémorragie utérine entraîne ce que la matrice ne peut expulser.

Quelquefois la matrice ne se débarrasse du corps étranger qu'elle renferme, que long-temps après sa désorganisation ; alors les membranes continuent à recevoir dans leur tissu le sang qui ne circule plus dans les vaisseaux ombilicaux, et, profitant des sucs nourriciers destinés à l'embryon, s'épaississent et forment des masses charnues. C'est cette espèce de végétation qui constitue la grossesse *animo-végétale.*

La mole est donc le produit d'une végétation animale qui a lieu dans la matrice long-temps après l'époque où ce viscère a coutume d'expulser un *embryon* ou un *fœtus avortés.* Tel est le sentiment de *Lamzwerde,* médecin de Cologne, qui nous a laissé un traité fort savant sur les *moles* (1). Cette masse de chair fongueuse, plus ou moins grosse, suivant le séjour plus ou moins long qu'elle a fait dans la matrice, reçoit la nourriture qui étoit des-

____

(1) *Historia naturalis molarum uteri.*

tinée au fœtus (1), et acquiert un volume du poids de trois ou quatre livres, dans l'espace de six à sept mois.

La nature, sans le secours de l'art, débarasse tôt ou tard les femmes de ces corps étrangers. Cependant *Paré* et *Mauriceau* font mention de moles restées dans la matrice pendant plusieurs années.

Les saignées du bras ou du pied peuvent être heureusement employées, les premières pour donner de la souplesse à la matrice, et plus de facilité à se dilater; les secondes, pour déterminer le sang à détruire les adhérences de la mole. On emploie aussi avec succès les demi-bains, les fumigations d'herbes émollientes, les purgatifs, quelquefois même les vomitifs; du reste, c'est à la prudence de

----

(1) *C. S. Vandér Wiel*, médecin-accoucheur de la Haye, rapporte bien l'observation d'une *mole virginale*. Mais quelle confiance peut-on avoir au témoignage d'un auteur qui, dans le même recueil d'observations, rapporte 1°. celle *d'un enfant né sans cerveau*; 2°. celle de *quarante-neuf saignées faites à une femme enceinte*; 3°. celle d'un *enfant nourri du lait de sa mère pestiférée, sans en être incommodé*; 4°. celle d'une *femme qui accouche d'un chien*, etc.? Un tel observateur a-t-il eu le dessein d'instruire ou d'égayer ses lecteurs?

l'accoucheur à déterminer suivant les circonstances le régime qui convient à la malade.

Anne P*** avoit une grossesse *apparente*, puisque sans avoir conçu, elle eut tous les signes de la grossesse *réelle*. Si, au lieu de prendre tous les remèdes de bonne femme qu'on lui indiqua, elle eut consulté un accoucheur instruit, elle n'eût point été victime de son erreur, en hâtant, par des saignées multipliées, les progrès d'un mal que les gens de l'art auroient pu combattre avec avantage dans son principe.

Que n'ai-je le talent de persuader aux jeunes praticiens que la saignée, qui n'est jamais une opération indifférente, est plus souvent funeste qu'utile aux femmes enceintes. Si celui qui fut appelé pour saigner Anne P*** eût été convaincu de cette vérité, non-seulement il auroit évité de commettre une faute grave, mais en tirant cette femme d'erreur, il auroit pu lui sauver la vie par un conseil salutaire. La lancette, entre les mains d'un ignorant, est comme une épée entre les mains d'un furieux, qui blesse tous ceux qui veulent le soustraire à sa propre fureur.

CONCLUSION.

C'est en s'attachant à connoître parfaitement

tous les signes de la grossesse *réelle* (1), qu'un jeune praticien peut se flatter de distinguer, au premier coup d'œil, la grossesse *apparente* de la grossesse *réelle*.

IIᵉ. OBSERVATION.

*Adélaïde L** avorta au cinquième mois de sa grossesse, pour avoir été saignée du bras mal à propos.*

LE 5 messidor 1792, Adélaïde L**, âgée de trente-un ans, d'un tempérament bilieux, d'un caractère mélancolique, avorta au cinquième mois de sa grossesse, sans qu'elle pût attribuer ce malheur ni à une chute, ni à un coup, ni même à une cause morale. Le fœtus, d'après son volume, me parut avoir trois mois et demi ou quatre mois. Ses tégumens qui, par l'effet d'une longue macération dans des eaux bourbeuses et fétides, se détachoient de son corps par lambeaux, attestoient qu'il étoit mort depuis long-temps. L'arrière-faix, encore adhérent au fond de la matrice, étoit sain à

____

(1) Voyez le Médecin-accoucheur, question VII, page 56.

sa partie convexe, mais si altéré à sa partie concave, que le cordon ombilical, dont j'avois craint de faire usage pour l'extraction de l'arrière-faix, s'en détacha sans effort après la délivrance. Du reste, l'avortement et la couche n'eurent point de suites fâcheuses.

Cependant, comme il n'est point d'effet sans cause, et que je suis persuadé que le perfectionnement de l'art prophylactique ou l'art de prévenir les accidens de la grossesse, tient essentiellement à la connoissance parfaite des causes premières qui les produisent; je suppliai au nom de l'humanité Adélaïde L** de ne me taire aucune des circonstances qui pourroient m'éclairer sur un accident que je serois trop heureux de prévenir en pareille circonstance. Elle m'avoua alors que contre mon avis, qu'elle étoit bien fâchée d'avoir négligé, et à l'instigation de quelques personnes qui l'avoient effrayée, elle s'étoit fait saigner à trois mois et demi de grossesse, pour calmer par ce moyen ses violens maux de tête, mais qu'à son grand étonnement, depuis cette époque, les mouvemens de l'enfant etoient devenus de jour en jour moins sensibles pour elle, et que lors de l'avortement, il y avoit à peu près un mois qu'elle ne l'avoit senti remuer.

RÉFLEXIONS

Sur la IIᵉ. Observation.

LES saignées du bras périodiques, ne sont pas moins funestes aux femmes enceintes que les sueurs le sont aux femmes en couche ; mais de ces deux préjugés le premier sera sans doute plus aisé à détruire que le second, à raison de l'aversion naturelle qu'inspire la saignée à un sexe doux, et dont la docilité est extrême lorsqu'on ne lui ordonne que ce qui lui fait plaisir.

Sur dix femmes enceintes, j'en trouve à peine une pour laquelle la saignée du bras soit d'une nécessité absolue ; mais les mamans, directrices naturelles des soins physiques de leurs filles ; les mamans, éternelles *louangeuses du temps passé*, ont été saignées par le fameux *Levret*, deux ou trois fois dans le cours de chaque grossesse ; elles ont accouché à terme et heureusement ; elles n'ont jamais eu de perte ; donc il faut que j'ouvre la veine aux tendres fruits de leurs amours. Souvent après avoir converti la fille qui ne seroit pas fâchée de se soustraire à la saignée, je cherche à convertir la maman. Inutiles efforts ; à la raison, on oppose la tendresse ; aux dangers d'une routine aveugle, on oppose ceux de la nouveauté présomptueuse; à mon expérience, on oppose celle du grand *Levret*. Que faire? adorer et saigner; mais seulement pour me mettre à l'abri des reproches d'une maman qui ne manqueroit point de me prendre pour son *bouc émissaire*, et de me charger de toutes les imprudences, qui auroient donné lieu au moindre accident, dont le défaut de saignée seroit sans doute regardé comme la première cause.

Oui, je ne fais presque jamais saigner les femmes enceintes, (et ma pratique, je le dis parce qu'on le sait, ma pratique n'est pas plus malheureuse que celle d'un autre). Pourquoi? parce qu'en remontant jusqu'à la nature dont le ministre de santé doit ambitionner de devenir le fidelle interprète, je n'ai jamais pu concilier la saignée durant la grossesse, avec la sagesse prévoyante de la nature.

A l'âge de puberté, c'est-à-dire, de douze à quinze ans, quelquefois plus tôt, quelquefois plus tard, suivant la diversité des climats, des tempéramens, du régime de vie, les règles paroissent chez le sexe, et cet écoulement périodique est chez lui le signe le moins équivoque de son aptitude à la génération. De quarante-cinq à cinquante ans, les règles se suppriment chez les femmes, et l'époque de cette suppression est toujours celle de leur stérilité.

D'après ces faits incontestables, il est impossible de douter que cette surabondance d'humeurs qui s'écoule périodiquement chez le sexe, et qui cesse de couler chez les femmes enceintes, durant tout le cours de la grossesse, ne soit la cause première de la nutrition de l'enfant dans le sein de sa mère, non par elle-même à la vérité, mais en procurant par là un suintement de la lymphe destinée à le nourrir. Or, la raison et l'expérience concourent à démontrer que la quantité de cette humeur surabondante est toujours en proportion de la quantité d'alimens nécessaires à sa nutrition; et d'abord la raison, car ne seroit-il pas absurde de penser que la nature, en rendant une femme féconde, eût négligé de veiller à la conservation de l'être précieux renfermé dans son sein, soit en le privant de la quantité de suc nourricier nécessaire à son développement, soit en le lui prodiguant au point de l'exposer au danger d'étouffer par cette funeste abondance. La nature se seroit-elle montrée moins barbare en détruisant son propre ouvrage par une aveugle prodigalité, qu'en nuisant à son développement par une affreuse parcimonie? non, sans doute. Mais loin de nous un soupçon aussi injurieux à la tendresse de cette mère toujours prévoyante, qui, malgré le vice de nos institutions, la corruption de nos mœurs, et l'oubli de ses saintes lois, ne cesse de protéger l'innocente créature qu'elle a fait naître, et ne permet jamais qu'elle soit victime de nos excès, si l'art ne vient l'assassiner dans son auguste sanctuaire.

Ayons donc plus de confiance en la nature, ou du moins soyons plus conséquens avec nous-mêmes. Combien de fois n'avons-nous pas vu une hémorragie de nez, ou une surabondance de sang menstruel, épanché par la voie naturelle pendant les deux et trois premiers mois de la grossesse, soulager les femmes enceintes, et les conduire heureusement à terme, tandis qu'une saignée faite à contre-temps, ou trop abondante, eût procuré l'avortement en s'opposant à une crise salutaire, ou en opérant une trop grande évacuation ? Combien de fois, au contraire, n'avons-nous pas eu la douleur de voir avorter des femmes délicates, sans pouvoir attribuer raisonnablement cet accident malheureux à d'autre cause qu'à des saignées multipliées ou pratiquées sans besoin, et pour satisfaire à un préjugé désastreux ?

J'ai dit en second lieu que l'expérience, de concert avec la raison, concourt à démontrer que cette quantité d'humeurs surabondantes, désignée sous le nom de *règles*, est toujours proportionnée à la quantité d'alimens nécessaire à la nourriture de l'enfant durant la grossesse ; et en effet, si l'on saigne une nourrice, on sait qu'elle perd son lait. Or, si la saignée prive le nourrisson du lait, son aliment naturel, ne suis-je pas fondé à croire par analogie, que la saignée prive le fœtus de sa nourriture dans le sein de sa mère, puisque le lait est à l'enfant à la mamelle, ce que le suc nourricier est à l'enfant dans la matrice, et que le sang menstruel est la matière première du lait et du suc nourricier ?

Mais ce n'est plus aujourd'hui un problême à résoudre, c'est une vérité démontrée par l'observation, et qu'il est impossible de révoquer en doute. *Hippocrate* a dit (1) que *la saignée fait avorter la femme enceinte ; surtout si le fœtus est déja grand.* Cette maxime que les partisans des saignées ont regardé de nos jours comme exagérée, devoit être rigoureusement vraie, si l'on considère, suivant la remarque judicieuse de *C. White*, que les constitutions foibles et relâchées sont particulières au climat chaud où il vivoit.

---

(1) *Mulieri uterum gerenti vena sectâ abortionem facit , idque potissimùm si fœtus grandior fuerit.* Aphor. 31, sect. 5.

« J'ai connu, dit l'illustre auteur de l'*Avis aux femmes enceintes*, j'ai connu plusieurs femmes d'une constitution foible, délicate et sensible, ayant un mauvais appétit, qui n'atteignirent jamais le terme de leur grossesse, tant qu'on les fit saigner, et qui au contraire mirent toujours au monde des enfans forts et pleins de santé, toutes les fois qu'on ne les soumit point à cette opération ».

« Le docteur *Lobb* (1), qui a traité du danger de l'avortement, a fait sur ce sujet quelques observations utiles et ingénieuses. Il évalue l'évacuation menstruelle des femmes à cinq, six, sept onces. En supposant qu'elle aille jusqu'à sept, la quantité totale du sang évacué dans les dix mois lunaires, monte à soixante-dix onces, ou à quatre livres six onces; mais ce poids est inférieur à celui d'un enfant avec son *placenta* et ses membranes; car, dans un exemple que cet auteur rapporte, l'enfant pesoit seize livres sept onces, et son *placenta* une livre quatre onces. Comme toute cette quantité de matière doit avoir existé originairement dans les vaisseaux artériels de la mère, il conclut qu'il doit y avoir pendant la grossesse une diminution continuelle de la quantité du sang, et qu'une femme grosse,

____

(1) *Compend. Med. pract. pag.* 89 *et seq.*

E iv

loin d'encourir le danger de la pléthore, a moins de sang que dans tout autre temps de sa vie, ce qui est encore rendu sensible par la maigreur du visage et du corps, pendant le cours de neuf mois. *Lobb* en tire donc cette conséquence, savoir, qu'il est à craindre de causer l'avortement par la saignée, en diminuant la force vitale de la mère, et en privant l'enfant de la nourriture qui lui est nécessaire : il observe encore, d'après l'expérience, que les jeunes femmes sanguines, qui ont la peau ferme, et dont le corps fort et agile, est encore fortifié par l'exercice, ne font presque jamais de *fausses couches*, à moins qu'elles ne soient occasionnées par quelque cause violente ; au lieu que celles-là y sont très-sujettes, qui ont un tempéramment délicat, des muscles lâches, un pouls foible et une trop petite quantité de sang ».

Adélaïde L** se fait saigner, et bientôt après elle ne ressent plus les mouvemens de l'enfant. Elle avorte un mois après, sans avoir reçu le moindre coup, sans avoir fait ni chute, ni faux pas ; et elle avorte d'un fœtus dont les membres se détachoient du tronc, par l'effet d'une longue macération dans les eaux de l'*amnios*, tandis que le *placenta*, séparé du cordon, étoit dans un état de putréfaction ; cette femme d'ailleurs étoit foible, délicate, enfin, par une exception bien rare à la loi générale, elle n'avoit pas eu même l'apparence de lochies dans sa première et précédente couche (1). Peut-on se dissimuler après cela, que la mort de cet enfant n'ait été le prompt effet d'une saignée, que j'avois expressément défendue ; parce que, d'après toutes les raisons que je viens de déduire, j'en avois présagé les dangers.

Joséphine B***, jeune, forte et robuste, que j'ai accouchée trois fois en deux ans (2), n'a jamais été saignée dans ses grossesses, et malgré le vice essentiel et héréditaire de configuration de son bassin, tous ses accouchemens ont été naturels, et ses couches heureuses ; tandis que sa mère, qui a sans doute le bassin vicié, saignée dans toutes ses grossesses, et accouchée par *Barbaud*, a toujours eu les accouchemens les plus terribles et les couches les plus fâcheuses.

Je pourrois, s'il étoit nécessaire, citer un grand nombre de femmes, qui après plusieurs avortemens consécutifs, occasionnés sans doute par la saignée, ont accouché à terme en évitant de se faire saigner, d'après le conseil que je leur en avois donné.

---

(1) Cette observation rapportée dans mon premier ouvrage, en 1791, formera la XXe. de celui-ci.
(2) Voyez la XIe. Observation.

Les saignées pratiquées durant la grossesse, n'ont pas seulement le double inconvénient de diminuer la force vitale de la mère, et de priver l'enfant de la nourriture qui lui est nécessaire, elles relâchent encore les solides, et, en remédiant à la pléthore actuelle, elles en favorisent le retour chez des femmes jeunes, sanguines, et dont la fibre est solide, tandis qu'elles tarissent la source du lait chez des femmes âgées, foibles, et d'un tempérament pituiteux, que cette opération met dans l'impossibilité de nourrir leurs enfans. En voici un exemple récent.

Le 16 vendémiaire 1791 je fus mandé chez Thérèse P**, au défaut de l'accoucheur dont elle avoit fait choix, et qui étoit retenu ailleurs dans un moment où elle avoit besoin de secours, car elle étoit en *travail*. Cette femme âgée de 45 ans, et d'un tempérament phlegmatique, avoit été saignée deux fois dans le cours de sa grossesse, et se flattoit d'allaiter son enfant, premier fruit de son mariage. Mais elle eut beau le présenter au sein, la succion ne put y attirer une humeur dont la source avoit été tarie sans doute par deux saignées faites sans nul besoin. Enfin, après huit jours de tentatives et de chagrins, elle fut contrainte de confier ce cher fils aux soins d'une nourrice mercenaire, comme je lui avois conseillé de le faire, le jour même de l'accouchement.

Si la saignée n'a pas toujours des suites funestes, si même elle procure un soulagement immédiat aux femmes enceintes, elle les rend plus sujettes aux maladies putrides, sur-tout lorsqu'on néglige de faire succéder un purgatif à l'administration de chaque saignée.

La pléthore n'est pas, comme on le croit, la compagne fidelle de la grossesse ; et si nous faisons attention, dit mon illustre maître, à la grande quantité de sang qui doit nécessairement se porter au placenta de l'enfant, aux nausées, aux vomissemens et à la perte presque totale de l'appétit, symptômes qui accompagnent fréquemment la grossesse dans son commencement, nous concevrons que si la pléthore existe dès les premiers temps, elle doit, dans plusieurs tempéramens, avoir une fort courte durée.

Pour moi, je suis convaincu, d'après ma propre expérience, qu'on prend le plus souvent pour signes de la pléthore les effets naturels de la raréfaction du sang qui, dans un être foible, sensible, irritable, s'enflamme, bouillonne, gêne le cours du fluide nerveux dans sa source commune. De là les maux de tête, les pesanteurs, les éblouissemens, les tintemens d'oreille, les suffocations, la gêne dans la respiration, les palpitations, les malaises, les lassitudes spontanées, et autres indispositions auxquelles on pense faussement ne pouvoir opposer de remède plus efficace que la saignée, et souvent les saignées multipliées ; tandis que *le lait d'ânesse, les boissons délayantes et anti-phlogistiques, les eaux minérales, une légère limonade, l'élixir acide de vitriol, les bains, les lavemens à l'eau froide, un exercice modéré, un régime adoucissant*, auroient dissipé cette prétendue pléthore, et prévenu de grands malheurs.

Quelles sont donc les femmes qu'il faut éviter de saigner pendant la grossesse, et celles pour qui la saignée est indispensable ? J'ai satisfait à ces deux questions importantes dans l'exposition des préceptes généraux sur la grossesse. Je me contente d'y renvoyer le lecteur.

Il me reste à soumettre au jugement des savans une observation constatée par l'expérience, observation neuve dans l'art que je professe, et qui est devenue pour moi la clef de tous les phénomènes de la grossesse ; je parle de *l'influence nécessaire qu'a sur la grossesse l'époque de la conception, par rapport à la dernière éruption des règles.* Je vais développer dans tout son jour ce principe fondamental de pratique.

Une femme saine, qui jouit actuellement d'une santé parfaite, et qui est bien *réglée*,

est dans la disposition prochaine de devenir
enceinte toutes les fois qu'elle a commerce
avec un homme apte comme elle à la génération. Ce fait est incontestable.

Supposons actuellement que cette femme
ait ses règles le premier jour de chaque mois,
et que la durée de cet écoulement périodique
soit de cinq jours; je dis, d'après l'expérience,
que, si cette femme conçoit immédiatement
après la cessation de ses *règles*, c'est-à-dire,
le sixième jour du mois, sa grossesse sera
plus heureuse que si elle n'avoit conçu que
le septième jour; que si elle conçoit le septième jour, sa grossesse sera plus heureuse
que si elle n'avoit conçu que le huitième
jour; que si elle conçoit le huitième jour,
sa grossesse sera plus heureuse que si elle
n'avoit conçu que le neuvième jour : en
un mot, je dis que les probabilités d'une
mauvaise grossesse seront, pour cette femme,
en raison du nombre de jours qui se sera
écoulé depuis la dernière éruption des *règles*,
jusqu'à l'instant physique de la conception ;
en sorte que, toutes choses égales d'ailleurs,
j'ai observé que les plus mauvaises grossesses
sont constamment celles des femmes deve-
nues enceintes peu de jours ou immédiatement avant l'époque à laquelle leurs *règles*
devoient reparoître , sur-tout lorsque ces

femmes avoient habituellement des *règles* très-abondantes. Voilà le principe : voici les conséquences que j'en tire ; et pour plus de clarté, je vais en faire la base des réponses aux questions suivantes.

D. *Pourquoi la femme saine, qui conçoit immédiatement, ou peu de jours après l'écoulement périodique a-t-elle une grossesse favorable ?*

R. Parce que l'embryon fécondé à cette époque, ne trouve dans le sein maternel que la quantité de suc nourricier nécessaire à son développement, et que cet aliment renouvelé dans sa source, n'ayant encore subi qu'une foible élaboration, a une parfaite analogie de substance avec la foiblesse des organes de ce nouvel être qui, par l'effet de cette heureuse harmonie, vit, croît et végéte dans le calme le plus profond.

D. *Pourquoi la femme qui conçoit peu de jours avant le retour de ses règles, a-t-elle une grossesse orageuse ?*

R. 1°. Parce que l'embryon fécondé à cette époque, se trouve surchargé par un suc nourricier trop abondant et trop chileux, que ses organes ont de la peine à digérer, ce qui entretient ce petit être dans un mal-aise, dans une agitation continuelle ; 2°. parce que cet amas de sang menstruelle dans la substance spangineuse de la matrice, en privant les fibres de ce viscère du ressort, de l'élasticité si nécessaire à son expansion, retient l'embryon dans un état de gêne, dont il cherche à se tirer par des efforts violens, qui affectent dans tous les points les houpes nerveuses de la matrice, et sympathiquement tout le système. De là ces premiers signes de conception qui, en altérant les traits de la physionomie de quelques femmes enceintes, présagent à l'œil du physicien observateur, la grossesse la plus orageuse.

D. *Que fait la nature après la conception, pour réparer les désordres causés par cette surabondance de suc nourricier ?*

R. Suivons-la pas à pas, le flambeau de l'expérience à la main, et nous la verrons toujours attentive à la conservation du nouvel individu qu'elle a produit, débarrasser la matrice des humeurs qui la surchargent, en les forçant de refluer vers les parties supérieures. De là le gonflement des mammelles, les nausées, les dégoûts, les appétits dépravées, les vomissemens, les diarrhées et autres accidens de la grossesse, aggravés quelquefois par la mauvaise disposition où se trouvoit la mère à l'époque de la conception.

D. *D'après cette observation ne seroit-il pas possible de diminuer à son gré le nombre des mauvaises grossesses , en choisissant l'époque la plus favorable à la conception?*

R. Je le pense ; et tel est sans doute le vœu de la nature, qui a fixé l'époque du rut chez les animaux guidés par leur seul instinct, et qui n'a peut-être accordé à l'homme la faculté de se reproduire en tout temps, que parce qu'elle a cru qu'en le douant de la raison, il sauroit mettre lui-même un frein à ses desirs, et triompher de ses passions. Du reste, il est prouvé que le temps le plus favorable aux plaisirs de l'amour, et conséquemment à la conception (1), est chez les femmes celui où la matrice, après s'être débarrassée d'un sang superflu et des sérosités dont elle est abreuvée, recouvre sa sensibilité, sa chaleur et sa vie. Je suis donc intimement convaincu, d'après un nombre infini d'expériences, que si les époux plus raisonnables se contentoient d'avoir commerce avec leurs femmes pendant

---

(1) *In mulieribus conceptio fit præcipuè , postquam perfluere cessárunt menstrua.* Arist. lib. 7 de animal.

Mulier concipit, aut initio purgationis, aut in fine. Gal.

Aptior hora conceptionis est post mundificationem menstruorum. Franc.

Post catameniorum fluxum maximè concipiunt mulieres. Hipp. de M. mul.

les

les huit ou dix premiers jours après chaque écoulement périodique, non-seulement la société en général y gagneroit par l'accroissement de la population, mais les grossesses en seroient plus heureuses et les enfans plus vigoureux.

D'après ces réflexions, je me permettrai de demander au lecteur s'il croit que la pléthore sanguine puisse être le plus souvent la cause des incommodités de la grossesse, et si la saignée paroît en être le remède efficace.

CONCLUSION.

Pour moi, je conclus que la saignée du bras n'est jamais une opération indifférente dans l'état de grossesse, c'est-à-dire, qu'elle est toujours funeste ou à la mère ou à l'enfant, lorsqu'elle n'est pas absolument nécessaire.

IIIe. OBSERVATION.

*VICTOIRE N**, après avoir gardé le* placenta *vingt-un jours dans la matrice, en fut heureusement délivrée par expulsion.*

VICTOIRE N**, âgée de vingt-huit ans, et sœur d'un homme dont la révolution fran-

F

çaise a immortalisé le nom, avorta pour la troisième fois le 25 brumaire 1790, au quatrième mois de sa grossesse. Alarmée par la fréquence de ces fâcheux accidens, elle fait appeler un accoucheur qui, à son arrivée trouve le fœtus mort hors de la vulve, et suspendu par le cordon ombilical entre les jambes de la malade, évanouie et renversée dans un fauteuil. Le chirurgien après plusieurs tentatives, ne pouvant ou ne voulant point faire l'extraction du *placenta*, prit le parti d'en abandonner l'expulsion à la nature.

Cependant, le 10 frimaire, à onze heures du soir, Victoire N** eut tout à coup une perte violente, qui rendit inutiles toutes les ressources de l'art. Le chirurgien alarmé demande un médecin. On vient chez moi le 11 frimaire 1791, à deux heures du matin. L'état dans lequel je trouvai la malade, est plus aisé à imaginer qu'à décrire. A force de soins nous vinmes à bout d'arrêter l'hémorragie. Une potion légèrement cordiale, en rétablissant la circulation dans la matrice, procura l'expulsion des caillots. Le calme succéda au plus violent orage, et le reste de la nuit s'écoula sans inquiétude.

Le 12, je fis garder à la malade le plus parfait repos. L'extraction du *placenta*, resté dans la matrice, étoit hors de saison, parce que la moindre violence auroit sans doute renouvelé la perte; et l'introduction de la main dans la matrice, ne pouvoit se faire sans beaucoup d'efforts. L'évacuation des premières voies me parut indispensable. Après lui avoir fait administrer un lavement émollient, je fis usage des purgatifs les plus doux; j'émétisai sa boisson ordinaire; j'employai l'esprit de Mindererus.

Le 13, les contractions violentes de la matrice firent éprouver à la malade des tranchées que je vins à bout de calmer par un lavement composé d'une décoction d'herbes émollientes; on fit des injections dans la matrice avec l'eau d'orge et le miel rosat. Je fis enlever du lit de la malade, tous les linges teints de sang; je purifiai l'air corrompu par des exhalaisons que le vent d'ouest, qui souffloit alors, rendoit plus fétides, et je recommandai qu'on ne laissât entrer dans la chambre que les personnes qui lui seroient absolument nécessaires.

Le 14, la respiration étoit libre, le pouls foible, mais régulier dans ses pulsations, ses selles abondantes et fétides, les urines bourbeuses, une légère inflammation au col de la vessie. J'ordonnai 1°. pour boisson ordinaire, l'eau de poulet farci de gruau et cuit dans deux pintes d'eau, avec quelques feuilles de chicorée sauvage ; 2°. une cuillerée de potion cordiale, de deux en deux heures ; 3°. un bouillon de trois en trois heures ; 4°. un bol composé de 15 grains de rhubarbe, incorporés dans suffisante quantité de baume de copahu, pour tenir le ventre libre, sans fatiguer la malade, en resserrant les orifices béans des vaisseaux sanguins ; 5°. des injections fréquentes dans la matrice.

La perte étoit cessée, et la matrice sensiblement diminuée de volume, opposoit une plus forte résistance à la main qui la pressoit. Cependant je ne cessois de faire arroser de vinaigre les linges qui couvroient le bas-ventre, soit pour prévenir l'hémorragie utérine, soit pour neutraliser les vapeurs alkalines qui s'élevoient des matières putrides que rejetoit la matrice, et qui frappoient l'odorat dès qu'on entr'ouvroit le lit de la malade.

Le 15, la respiration étoit parfaitement libre, l'haleine douce, le pouls foible mais régulier, les déjections et les urines n'avoient aucun mauvais caractère ; cependant l'œil de la malade étoit fixe, sa voix presque éteinte, le système nerveux si irrité, que ses mains tremblantes avoient de la peine à saisir la cuiller qu'on lui présentoit ; son teint sur-tout étoit effrayant. Qu'on se figure la pâleur livide de la mort, empreinte sur un visage dont l'expression de la douleur avoit altéré tous les traits, et l'on n'aura qu'une foible idée de la réalité. La nuit du même jour on me fait appeler ; je vole au secours, et je trouve Victoire N** sans connoissance, baignée d'une sueur froide, sans mouvement, le pouls presque insensible. Je porte une main sur la région hypogastrique, je sens le volume du bas-ventre prodigieusement accru par la dilatation extraordinaire de la matrice, dont la mollesse et l'inertie sembloient présager une perte prochaine. J'ordonnai la potion suivante : eau distillée de mélisse des jardins, six onces ; thériaque ancienne, deux scrupules ; kermès minéral, deux grains ; l'ilium de *Paracelse*, vingt-cinq gouttes ; sirop de limon, une once.

En attendant la potion, je fis entourer les cuisses de la malade de serviettes trempées dans l'oxicrat, tandis que je faisois de haut en bas de légères frictions sèches sur le bas-ventre, pour stimuler la matrice, et la déterminer à se contracter. La première cuillerée de la potion ci-dessus acheva de produire l'effet que j'en attendois. La malade reprit l'usage de ses sens, et répondit aux diverses questions que je lui fis, de manière à ne me laisser aucun doute sur la cessation de la syncope. On profita de cet instant pour lui faire administrer les secours spirituels. Le reste de la nuit elle eut des syncopes fréquentes, auxquelles on opposa les mêmes remèdes.

La malade perdit toute connoissance, et ce n'étoit qu'avec la plus grande difficulté qu'on venoit à bout d'introduire, entre ses dents qu'elle tenoit fortement serrées, une cuillerée ou de bouillon, ou de tisane, ou de potion, qu'on lui donnoit alternativement pour soutenir ses forces et donner du ressort à la matrice. Une de ses mains se portoit sur ce viscère, siège des douleurs violentes qu'elle éprouvoit, tandis que l'autre erroit machinalement sur sa couverture, comme pour en ramasser les flocons, simptôme fâcheux et précurseur ordinaire de la mort.

Qu'on me permette ici une réflexion nécessitée par les circonstances, et qui ne sera peut-être pas sans utilité pour les jeunes praticiens. On a défini la médecine, *l'art de guérir.* Cette fausse définition a armé la satyre contre la plus noble des professions, celle de soulager l'humanité souffrante, et n'en a jamais imposé au vrai médecin qui sait qu'il n'est que l'interprête de la nature, et que l'art a des limites qu'il ne lui est jamais permis de franchir, sous prétexte qu'il faut tout tenter dans une extrémité, pour sauver les jours de ses malades.

Un très-proche parent de Victoire N**, aveuglé sans doute par l'excès de sa tendresse pour elle, et fortifié dans ses préjugés par l'autorité de quelques fameux praticiens, me dit qu'il étoit étonné que dans une telle extrémité je ne fisse point usage de *sabine*, plante si vàntée par les meilleurs auteurs, pour procurer l'expulsion du *placenta*. Ce que je répondis au parent de Victoire N** pour mettre ma conduite à l'abri des reproches injustes que la mort de la malade auroit pu m'attirer, je me fais un devoir de le répéter en faveur des jeunes praticiens et des sages-femmes, afin que les uns et les autres soient en garde contre les éloges imprudens que la plupart des auteurs de *matière médicale* donnent sans restriction à la sabine.

Cette plante est un des plus puissans emménagogues, dont le suc, toujours dangereux par son extrême acreté, agit directement sur les vaisseaux sanguins de la matrice, et sympatiquement sur les fibres de ce viscère. L'usage de cette plante est donc plus propre à exciter une perte utérine ou à la renouveler, qu'à chasser le *placenta* adhérent à la matrice, et sa réputation en ce genre est aussi injustement acquise que celle de ces accoucheurs mécaniciens, dont les mains téméraires, armées d'un fer meurtrier, n'arrachent un enfant du sein de sa mère, qu'en déchirant les flancs qui l'ont porté. L'extrémité même à laquelle se trouve réduite la malade, loin de justifier la témérité d'un ministre de santé, ne serviroit qu'à le rendre plus coupable, puisque c'est jouer évidemment la vie des hommes, que d'aimer mieux voiler aux yeux du vulgaire l'impuissance de l'art, que de laisser l'honneur d'un seul triomphe à la nature, en abandonnant la malade à ses ressources.

Le même jour 16 frimaire, environ cinq heures du soir, la malade éprouva quelques douleurs violentes, dont le sentiment se manifesta par les contorsions réitérées des extrémités supérieures. Les injections multipliées en ce moment, dilatèrent l'orifice de la matrice, et ce viscère expulsa enfin la portion du *placenta* renfermée dans sa cavité.

Le volume, la forme et la variété des couleurs, effet de la putréfaction, donnoient à cette masse charnue, une ressemblance frappante avec un petit chat qui vient de naître. L'odeur qu'elle répandoit étoit si fétide, qu'il ne fut possible de la conserver que jusqu'à mon retour.

On pense bien que la malade ne reçut point impunément ce bienfait de la nature. Le système nerveux étoit si irrité, que toute l'habitude du corps étoit dans un état d'éréthisme effrayant ; ses doigts crochus restoient immobiles ; ses dents fortement serrées, ne cédoient qu'à l'effort de la cuiller qu'on y interposoit pour lui faire avaler la boisson, et sa langue desséchée sembloit être fixée au voile du palais. Voici les moyens que j'employai pour tirer Victoire N** de cet état violent.

1°. Je fis emplir de lait chaud une vessie qu'on assujettit sur la région hypogastrique au moyen d'un tamis léger qui la recouvroit, afin que la chaleur balsamique de ce fluide, pénétrant à travers les pores, rendît aux fibres de la matrice leur souplesse et leur élasticité naturelles.

2°. De trois en trois heures on donnoit une cuillerée de potion calmante, composée d'eau de laitue, six onces; d'huile d'amandes douces, une once; gouttes anod. de sydenham, douze; sirop de guimauve, une once.

3°. Soir et matin un lavement avec l'eau de veau, et une décoction de graine de lin.

4°. Des injections détersives dans la matrice, avec l'aristoloche ronde, le plantain et le miel rosat.

5°. Une tisane composée de feuilles de bourrache; d'orge mondé; de sel de nitre, demi-gros par pinte; d'une tête de pavot : le tout édulcoré avec le sirop de capillaire.

6°. Du bouillon fait avec moitié bœuf, moitié veau, aussi souvent qu'on pouvoit lui en faire prendre avec une cuiller, sans la fatiguer.

Le 17, environ vingt-quatre heures après l'expulsion du *placenta*, la malade remuoit ses doigts plus librement, sa vue n'étoit plus aussi fixe, sa langue s'étendoit jusqu'au bord des lèvres, et on introduisoit sans peine le goulot d'un biberon entre ses dents.

Le 18, Victoire N** reconnut tout le monde, proféra quelques paroles à voix basse, et témoigna qu'elle éprouvoit des maux de tête violens. Quand la cause du mal est bien connue, le remède est facile à trouver. Il ne s'agissoit plus que de calmer l'irritation nerveuse, et de rétablir la circulation dans la matrice.

Enfin à cette époque la malade n'avoit plus à subir que le traitement analogue à une femme qui a eu l'accouchement le plus laborieux, traitement qui exige de la part de la malade la plus grande docilité ; car, dans une maladie aussi grave, la moindre faute dans le régime peut tirer à conséquence. Le lecteur n'aura pas de peine à croire que ces deux conditions ont dû être rigoureusement remplies, puisque Victoire N**, jouissant de la santé la plus parfaite, fut rendue le 17 nivose 1791, à sa famille, à ses amis et à ses occupations ordinaires.

RÉFLEXIONS

Sur la *III*e. *Observation.*

CETTE observation, dont plusieurs journaux ont déja donné l'extrait, offre un tableau non moins fidelle qu'effrayant des dangers auxquels fut exposée Victoire N**, par le séjour du *placenta* dans la matrice, après un avortement survenu au quatrième mois de sa grossesse. Cette observation va donner lieu à quelques réflexions 1°. sur l'avortement ; 2°. sur la cause de plusieurs avortemens consécutifs chez Victoire N** ; 3°. enfin sur le danger de la pratique adoptée par plusieurs auteurs, d'abandonner l'expulsion du *placenta* aux seuls efforts de la nature.

1°. L'avortement est un accouchement avant terme, d'un embryon ou d'un fœtus mort ou vivant, mais qui ne sauroit vivre.

Quelques auteurs ont jugé à propos d'appeler *effluxion*, l'avortement qui a lieu peu de jours après la conception ; et ils ont donné le nom d'*expulsion* à l'avortement qui arrive depuis la fin du premier mois jusqu'à la fin du second. Mais c'est multiplier les difficultés sans nécessité ; et la définition générale que je viens de donner, me paroît embrasser toutes les époques de la grossesse, soit que cet accouchement avant terme se termine par expulsion, c'est-à-dire, par les seules forces expultrices de la matrice, soit qu'il se termine par extraction, je veux dire avec les secours de l'art.

Plusieurs causes peuvent donner lieu à l'avortement; je vais en donner le détail, d'après le témoignage même des auteurs qui les ont observées. *Bonnet* rapporte qu'il ouvrit le cadavre d'une femme qui avoit eu plusieurs grossesses, et qui avoit toujours avorté dans le huitième mois ou au commencement du neuvième ; il trouva une pierre assez grosse, dans le rein gauche, le droit étoit dilaté. Cet auteur attribue avec raison à l'existence de cette pierre tous les avortemens de cette femme, qui s'étoit toujours plaint de douleurs aux reins. — *Valentin* rapporte l'histoire d'une femme enceinte qui reçut un coup sur le côté gauche, en voulant séparer deux hommes qui se battoient. Elle en fut incommodée tout le reste du temps de sa grossesse, elle accoucha six mois après de deux enfans. Le premier qui vint au monde se portoit bien ; elle en eut un autre vingt-quatre heures après, qui étoit mort. *Plater* dit qu'une femme avancée dans sa grossesse, reçut un coup de pied sur les fesses, deux jours après elle accoucha avant terme d'un enfant qui ne vécut qu'une heure. *Paulus* a donné une observation sur une femme enceinte qui avorta, dit-il, pour avoir reçu deux soufflets. Ce fait, quoique vrai, ne paroît pas vraisemblable, parce que l'auteur a attribué à la seule percussion de la joue ce qui ne fut sans doute que l'effet d'une chute ou d'une colère violente, occasionnées par l'impression physique ou morale des soufflets reçus. Les journaux de médecine de Berlin, les ouvrages de *Burnet*, de *Rodrigue*, de *Dolæus* et plusieurs autres rapportent des observations sans nombre sur les funestes effets de la compression de l'abdomen pendant la grossesse. *Sennert, Ethmuller, Bauhin,* confirment par plusieurs exemples les suites funestes des chutes, des sauts, de la toux violente, du vomissement, de l'extension trop forte des bras pendant le cours de sa grossesse. *Timæus, Fabri de Hildan,* rapportent plusieurs observations sur des avortemens causés par la terreur. Une femme grosse, âgée de 53 ans, étant à table avec son mari, eut une telle horreur de voir une araignée qui étoit tombée dans son verre, qu'elle fut prise dans l'instant de douleurs si violentes, qu'on craignit qu'elle n'accouchât. La saignée et les autres secours qu'on lui administra l'empêchèrent d'avorter; mais au terme ordinaire, elle accoucha d'une fille foible, languissante, qui mourut le onzième jour de sa naissance. La mère de *Vander-Linden*, étant grosse, dormoit à un sermon (1); elle fut éveillée par un grand bruit qui l'épouvanta tellement qu'elle en devint toute tremblante. On la porta chez elle; à peine y fut-elle arrivée, qu'elle avorta d'un fœtus de quatre mois. Une femme d'un bon tempérament, dit *Scéger*, qui avoit toujours des enfans robustes, avorta d'un fœtus de quatre mois, deux heures après s'être livrée à une vive colère. Deux époux jeunes et vigoureux, dans les premiers mois d'une union qui a mis le comble à leurs desirs, recueillent rarement le fruit de leurs transports; mais la jeune épouse a des pertes fréquentes qui détruisent l'œuvre de la nature, et elle ne devient enceinte que lorsque le temps et l'amitié ont appelé la raison dans leur ménage. Telles sont, d'après l'observation, les principales causes de l'avortement, dont les femmes enceintes devroient toujours avoir le tableau sous les yeux.

Une espèce d'engourdissement dans tous les membres, une pesanteur et une lassitude spon-

---

(1) Tout le monde connoit l'efficacité des sermons contre l'insomnie, a dit gaiement *Lieutaud* dans son *précis de Médecine pratique.*

tanée, le pouls fréquent, dur, irrégulier, un poids dans le fond du bas-ventre au dessus de l'anus, accompagné d'un tiraillement douloureux vers les lombes et les aînes, les mouvemens plus fréquens de l'enfant, un balottement qui accompagne les différentes situations de la femme enceinte; tels sont les signes généraux d'un avortement prochain. Les signes non équivoques, sont un écoulement glaireux, quelquefois séreux et roussâtre, d'autres fois sanguin, accompagné de douleurs semblables à celles de l'enfantement.

On prévient l'avortement par la saignée, le repos, le régime humectant, etc. Les bains froids sont très-avantageux aux femmes sujettes à l'avortement, à raison de l'extrême irritabilité des fibres de la matrice.

L'avortement qui a lieu dans les deux premiers mois de la grossesse, doit être confié aux soins de la nature, lorsqu'il n'y a ni pertes ni convulsions. Dans l'avortement qui arrive du second au quatrième mois, la prudence exige qu'on appelle un accoucheur pour prévenir ou arrêter les accidens qui pourroient l'accompagner. Enfin, lorsque l'avortement survient du quatrième ou sixième mois de la grossesse, il faut se comporter auprès de la femme *en travail* comme dans l'accouchement à terme, et pour la sortie de l'enfant, et pour celle du *placenta.*

1°. La cause de tous les avortemens de Victoire N**, étoit la foiblesse et le défaut de ressort des fibres de la matrice, qui, chez les femmes blondes et d'un tempérament pituiteux, est d'un tissu si lâche, si abreuvé de sérosités, que la moindre secousse, le moindre exercice, souvent même une promenade modérée, mais plus prolongée qu'à l'ordinaire, détache le *placenta* et détermine l'avortement. Tandis que le défaut de ressort des fibres de ce viscère le met hors d'état d'expulser le *placenta*, qui sans la moindre adhérence y séjourne, y entre en putréfaction et expose la malade aux plus grands dangers.

Ce défaut de ressort des fibres de la matrice est la cause première, non-seulement des avortemens qui ont lieu aux différentes époques de la grossesse, mais encore des accouchemens plus ou moins laborieux et des obstacles plus ou moins grands qui s'opposent à la délivrance. En sorte qu'on peut établir et regarder comme vrai le principe suivant confirmé par l'expérience : *L'avortement est d'autant plus rare, l'accouchement d'autant plus naturel, la délivrance d'autant plus heureuse, que les fibres de la matrice sont plus fortes, plus souples et plus élastiques.*

Le *placenta* étoit-il adhérent à la matrice

après

aprés l'avortement de Victoire N**, et cette adhérence détermina-t-elle son accoucheur à en négliger l'extraction ? ou bien l'accoucheur pensoit-il, avec plusieurs praticiens célèbres, qu'il est toujours dangereux de faire l'extraction du *placenta* resté dans la matrice après un avortement ou un accouchement à terme, que d'en confier l'expulsion au temps ou aux seuls efforts de la nature ? C'est une question à laquelle l'accoucheur seul pouvoit répondre ; question que j'aurois pris la liberté de lui faire moi-même pour l'avantage de l'art et l'intérêt de l'humanité, si la mort la plus prompte ne l'eût frappé à l'époque où je commençois la rédaction de cet ouvrage. Mais si j'en crois et mon expérience et le témoignage de la malade à qui cet accoucheur répéta plusieurs fois après son avortement, *Consolez-vous, la nature fera le reste*, je suis fondé à croire qu'il n'y avoit point d'adhérence. Et en effet, j'ai vu des femmes du même tempérament que celui de Victoire N**. dont la matrice lâche et sans ressort après plusieurs avortemens ou des accouchemens multipliés, manquoit d'énergie pour chasser le *placenta* entièrement décollé qui s'y seroit putréfié par son séjour, si je n'en avois fait l'extraction.

Dans les cas même d'adhérence il faut chercher à le détruire avec sagesse, avec dextérité

G

plutôt que de s'exposer volontairement aux dangers évidens de l'expulsion sur laquelle il est toujours imprudent de compter.

CONCLUSION.

Je conclus, d'après l'observation que l'expulsion du *placenta* au vingt-cinquième jour après l'avortement, doit être moins envisagé comme un bienfait que comme un avertissement de la nature qui, par une heureuse exception à la loi générale, apprend aux accoucheurs à ne jamais compter sur elle toutes les fois que la matrice épuisée est actuellement dénuée de forces expultrices.

IV.ᵉ OBSERVATION.

*EMILIE C** enceinte de huit mois et demi, éprouva durant huit jours et sept nuits consécutifs une colique des plus violentes, occasionnée par la présence de vers.*

UNE jeune actrice remplie de graces et de talens, d'un tempérament très-délicat, eut durant huit mois et demi une grossesse si heureuse, qu'elle me disoit un jour avec autant d'esprit que de gaieté en se mirant devant une glace : *Avouez, Docteur, que vous n'avez jamais vu une pareille grossesse ? Je serois tenté de croire avec certains moralistes, qu'il y a en effet des Graces d'état.*

Cependant quinze jours avant l'accouchement elle éprouva des coliques violentes qui furent bientôt suivies d'épreintes accompagnées d'efforts si considérables, qu'ils me faisoient craindre l'avortement. Un changement aussi extraordinaire que subit dans l'économie, tenoit à une cause que j'étois loin de soupçonner. Cette jeune personne qui avoit moins de force que de courage passa huit jours et sept nuits sans fermer l'œil, se présentant dix fois par heure à la garde-robe, quoiqu'elle ne prît pour tout aliment qu'une tasse de bouillon de trois en trois heures, et qu'elle ne rendît que des matières glaireuses. L'enfant qui partageoit cette situation violente achevoit d'épuiser les forces de sa mère par ses mouvemens continuels.

Les lavemens émolliens, les bains, les fomentations, les embrocations huileuses, les doux laxatifs, les anti-spasmodiques, les potions calmantes, en un mot toutes les ressources de l'art dont la prudence me permit de faire usage, furent déployées tour à tour, mais sans le moindre succès ; enfin le soir du huitième jour , je crus m'apercevoir que la malade, malgré l'extrême pâleur de son teint altéré par ses veilles et ses longues souffrances, avoit le bout du nez très-rouge et enflammé. Comme j'en témoignois ma surprise à la malade, elle me dit que tout le temps qu'elle étoit à la garde-robe elle éprouvoit de telles démangeaisons au nez et au fondement, qu'elle s'arracheroit volontiers. Cet aveu m'engagea à lui demander si dans son enfance elle n'avoit point été sujette aux vers ? Beaucoup, me répondit-elle, et je ne serois pas éloignée de croire que c'est là la véritable cause des tourmens que j'éprouve.

J'avoue que je ne crois point assez à l'efficacité de nos remèdes prétendus vermifuges pour que je dusse me féliciter alors d'avoir découvert la cause d'un mal auquel je n'osois me flatter de remédier aussi promptement que j'aurois desiré le faire. Cependant la situation de cette jeune femme étoit si fâcheuse, que je ne pouvois l'abandonner à la nature, ni l'épuiser par de nouveaux médicamens dont l'effet ne pouvoit être que très-lent.

Il est un remède polychreste, mais dont l'expérience m'a sur-tout constaté la vertu vermifuge et l'efficacité plus marquée chez les êtres foibles et dont le genre nerveux jouit d'une mobilité et d'une sensibilité extrêmes, tels que les femmes délicates et les enfans, sur-tout les jeunes filles. Ce remède est la vieille et bonne thériaque, à la dose d'un gros, délayée dans un demi - verre de bon vin de Bourgogne ; je l'administrai à la malade. Cinq minutes après l'avoir pris, épuisée de fatigue, elle succomba et dormit profondément quatre heures consécutives, après avoir passé, comme je l'ai déja dit, huit jours et sept nuits sans prendre du repos.

Le lendemain et les jours suivans , j'ordonnai tous les soirs un lavement émollient, et le matin à jeûn la même dose de thériaque. Huit jours après, elle eut l'accouchement le plus heureux, et le troisième jour de la couche, Emilie C**ayant été spontanément à la garde-robe , rendit un ver rond, blanc, et long de cinq pouces, de l'espèce de ceux que les naturalistes appellent vers *lombrils* , ou *strongles*.

Depuis cet accident , toutes les fois que cette jeune femme ressent des picottemens au nez et au fondement, elle fait usage du même remède, que je regarde comme un excellent stomachique , un léger diaphorétique et un doux vermifuge.

RÉFLEXIONS

Sur la IVe. Observation.

Il est constant que les vers *lombrils* très-familiers aux enfans, depuis l'âge de cinq à six ans jusqu'à celui de puberté, ne respectent pas les autres âges. Mais, avant que j'en eusse fait moi même l'expérience, je n'avois jamais ni lu ni fait d'observation qui m'apprît à redouter cette maladie dans les femmes enceintes. En effet ces insectes, dont la présence excite presque toujours l'enflure du ventre dans les sujets qui en sont atteints, doivent craindre de s'engager dans le canal intestinal naturellement comprimé par la dilatation de la matrice, sur-tout dans les derniers mois de la grossesse. Je me suis convaincu depuis que cette jeune femme est habituellement sujette aux vers.

Des chaleurs dans l'estomac, et quelquefois une faim dévorante ; des démangeaisons au nez et au fondement ; des accès de mélancolie auxquels succédoit quelquefois une gaieté folâtre ; des selles glaireuses; le hoquet, et des frissons irréguliers : tels étoient les symptômes d'une maladie, dont le ver qu'elle rendit le troisième jour de sa couche, démontrait bien évidemment l'existence.

Cet insecte, chassé sans doute de l'estomac par les purgatifs que je regarde comme les vermifuges les plus efficaces, s'engagea, malgré lui, dans le canal intestinal; et, ne pouvant rétrograder, y excita des douleurs déchirantes, et un violent ténesme.

Deux médecins de la faculté de Paris, appelés en consultation, opinèrent pour la saignée, et se fâchèrent de ce que je m'opposois à leur avis, à raison de la foiblesse actuelle de la malade, et du danger qu'il y avoit que cette opération ne déterminât sur le champ le *travail*, avant le terme ordinaire de l'accouchement ; car, malgré l'agitation continuelle de l'enfant, dont les mouvemens fatiguoient beaucoup la malade, il étoit couché sur le dos dans l'excavation du grand bassin, la tête vers la fosse iliaque gauche, et les fesses vers la fosse iliaque droite, et rien ne présageoit que l'accouchement fût prochain. D'ailleurs, j'ai pour principe de ne jamais administrer un remède héroïque à un mal dont la cause m'est inconnue. Nos docteurs s'appaisèrent, et trop éclairés pour tenir opiniâtrément à un sentiment qu'ils ne pouvoient étayer de raisons solides, ils convinrent que la saignée pouvoit avoir ses inconvéniens. Ce qu'il y a de vrai, c'est qu'aucun de nous ne se douta que les vers pûssent être la cause d'une situation aussi douloureuse pour la malade, qu'inquiétante pour le médecin. Ce ne fut qu'après huit jours de tourmens, que le hasard me fit soupçonner que cette colique pouvoit être occasionnée par les vers. J'ai dit quel est le remède que j'employai, et avec quel succès. Je n'ajouterai donc qu'un mot en faveur de l'usage de la vieille thériaque comme vermifuge, c'est qu'elle opère d'autant plus efficacement, que son administration a été précédée des purgatifs.

CONCLUSION.

Que conclure de cette observation ? Qu'il est des cas en pratique où l'art, convaincu de son insuffisance, doit savoir s'arrêter, et attendre que la nature daigne lui tracer la route qu'il doit suivre.

Ve. OBSERVATION.

*CATHERINE B**, au neuvième mois de sa grossesse, éprouva des douleurs spasmodiques, qui lui firent croire plusieurs fois qu'elle étoit en* travail.

LE 14 juillet (V. S.) 1789, jour mémorable, je fus appelé à cinq heures du matin, pour aller à Saint-Mandé , village voisin de Paris, au secours d'une femme qui étoit, me dit-on , en *travail* depuis deux heures ; j'arrive, les douleurs se succédoient, le visage étoit animé ; je *touche* la malade, dont l'orifice très-reculé et bien clos, ne présageoit pas un accouchement très-prochain. Comme cette femme avoit la trentaine, et qu'elle étoit enceinte pour la première fois, je présumai d'abord que le *travail* pourroit être très-lent. Je l'engageai à venir faire une petite promenade dans son jardin. La journée étoit propre à la distraire de ses douleurs par des nouvelles très-intéressantes. Déja les fondemens de la Bastille étoient ébranlés , et nous entendions très-distinctement le canon. La conversation s'échauffa au point que cette femme ne songea plus à son état. Les douleurs se calmèrent, et cet exercice modéré, en augmentant la transpiration , rétablit les choses dans leur état naturel.

Le 25 du même mois, on vint me chercher, en me donnant à entendre que, pour cette fois, je ne ferois pas un voyage inutile. Les douleurs se succédoient avec rapidité, et sembloient augmenter par degrés. L'orifice étoit beaucoup moins rigide. J'étois arrivé à neuf heures du soir, et à minuit j'engageai la malade à se coucher. Le lendemain à mon réveil on m'annonça qu'elle dormoit depuis deux heures du matin; il en étoit six, et il ne faisoit pas encore jour chez elle. Je partis, et ce ne fut que le 2 août (V. S.) qu'elle accoucha d'un garçon, le plus heureusement possible.

Si le 25 j'eusse fait le moindre effort pour seconder les contractions spasmodiques de la matrice, j'aurois certainement déterminé le *travail*, et les suites en eussent été sans doute fâcheuses.

RÉFLEXIONS

Sur la Ve. Observation.

Sur la Ve. Observation.

L'infidélité des signes de la conception et de la grossesse, l'écoulement périodique qui a lieu chez quelques femmes enceintes, l'incertitude où l'on étoit sur la véritable situation de l'enfant dans la matrice, les mouvemens spasmodiques de ce viscère qu'on confondit trop souvent avec les douleurs naturelles de l'enfantement, telles sont les principales causes des accouchemens prématurés, dont l'impéritie imputa les suites désastreuses à *l'étroitesse* du bassin, ou à la *monstruosité* prétendue de la tête de l'enfant.

Si les mouvemens spasmodiques, qui sont l'objet de cette observation, tiennent le plus souvent à une cause physique, telle qu'une irritation nerveuse, une chute, un coup violent, un exercice immodéré, l'intempérance dans le boire et le manger, l'excès des plaisirs de l'amour etc.; l'expérience m'a démontré que ces spasmes utérins sont quelquefois produits par une cause morale, qui agissant primitivement sur le cerveau, affecte sympathiquement les nerfs de la matrice. Cette observation en est une preuve bien sensible. La femme qui en est le sujet étoit douée d'une imagination ardente qui lui peignoit d'avance tous les changemens funestes que la révolution de France alloit apporter à sa fortune. C'est à cette seule cause que j'imputai le spasme qui eut lieu chez elle à deux époques differentes.

Outre l'absence des signes qui caractérisent les douleurs naturelles de l'enfantement, les douleurs spasmodiques de la matrice ont des caractères propres, auxquels on peut aisément les reconnoître. Les deux principaux sont 1°. lorsque ces douleurs, loin d'aller toujours croissant, semblent au contraire décroître ou du moins se maintenir au même degré; et si les mouvemens spasmodiques me parurent augmenter par degré chez cette femme-ci, j'ai eu occasion d'observer vingt fois le contraire, et dans cette circonstance même,

je m'en laissai imposer sans doute par la vivacité et l'impatience de la malade. 2°. Lorsque
l'orifice de la matrice qui au commencement
du *travail* se rapproche du centre du bassin,
se trouve encore très-reculé, et que ses bords
épais et rigides paroissent peu disposés à se
dilater.

A quels dangers n'aurois-je point exposé la
mère et l'enfant, à quels regrets ne me serois-
je point exposé moi-même, si je n'eusse eu
le courage de résister à l'impatience d'une
femme qui souffroit, et dont les douleurs n'é-
toient que spasmodiques? Combien de sages-
femmes peu expérimentées rendent tous les
jours les mères et les enfans victimes d'une
pareille erreur.

CONCLUSION.

Concluons de cette observation, qu'il faut
bien se garder de provoquer *le travail* par
des attouchemens rudes et fréquens, et qu'un
accoucheur qui, confondant les douleurs spasmodiques avec les douleurs naturelles, détermine le *travail* de l'enfantement, compro-
met les jours de la mère et de l'enfant.

VIe. OBSERVATION.

*FRANÇOISE M**, tourmentée par des coliques de vents jusqu'au cinquième mois de sa grossesse, fut guérie par l'usage du bain froid.*

FRANÇOISE M**, âgée de 21 ans, enceinte de cinq mois, éprouvoit des coliques violentes qui redoubloient de jour en jour à mesure qu'elle avançoit dans sa grossesse. Ces coliques s'appaisoient dans le premier moment de la digestion et recommençoient avec une nouvelle violence une heure après le repas. Les douleurs paroissoient varier suivant la nature et la qualité des alimens, mais quelquefois la malade souffroit à tel point, qu'elle se tenoit courbée sans-oser changer de situation.

Les lavemens émolliens, les doux laxatifs, les stomachiques, les carminatifs, les anti-spasmodiques, les calmans, etc., avoient été administrés tour à tour et sans succès, lorsque je fus consulté le 5 nivose 1783 pour savoir si la saignée ne seroit point le vrai remède à ces coliques, le seul dont on n'eût pas encore fait usage. Je vis que les digestions étoient pénibles, que le vice de cette fonction tenoit au défaut de ton de la part des solides qui, ne pouvant maîtriser les vents raréfiés dans leur tissu, cédoient à leurs efforts; et cette distension prodigieuse des intestins devoit nécessairement exciter la mobilité et la sensibilité nerveuse que la saignée ne pouvoit qu'augmenter. En conséquence, je proposai le bain froid, comme le seul moyen de fortifier les solides, et de calmer l'irritation nerveuse. Mon avis n'eut pas le bonheur de plaire à la malade qui, lassée de souffrir, voulut essayer de la saignée. Mais l'accomplissement de ma prophétie m'attira sa confiance, elle implora une seconde fois mon secours. A peine eut-elle pris six bains froids, qu'elle rendit des vents par haut et par bas, ce qui la soulageoit beaucoup. Enfin, l'usage continué du bain froid trois fois par semaine, en fortifiant son estomac et ses intestins, la guérit de ses coliques, au point qu'elle n'en ressentit pas la moindre atteinte pendant le reste du temps de sa grossesse.

RÉFLEXIONS

Sur la VIe Observation.

Plusieurs médecins-accoucheurs anglais avoient employé avec succès le bain froid, pour prévenir l'avortement chez les femmes d'un tempérament pituiteux, dont la fibre est naturellement très-lâche. D'après leur observation, je jugeai par analogie, que le bain froid pourroit être employé avec avantage contre les maladies de la grossesse, qui reconnoissent pour cause l'atonie ou la foiblesse des solides. J'en fis l'essai dans une colique de vents, et le succès répondit à mon attente. Depuis cette époque, j'ai fait usage du bain froid dans des cas analogues, et l'expérience m'en a toujours confirmé les avantages.

Les bains sont en général très-utiles aux femmes enceintes, et très-propres à prévenir ou à combattre les maladies de la grossesse qui tiennent ou à la rigidité des fibres, ou au relâchement et à la foiblesse des organes. Chauds, ils relâchent la fibre, favorisent le développement de la matrice, préviennent la constipation, et facilitent la transpiration insensible. Froids, ils fortifient les solides, préviennent l'avortement, et diminuent la mobilité et la sensibilité nerveuse. Enfin, les bains administrés par un praticien sage et éclairé, peuvent, dans plusieurs cas, en modérant l'effervescence des humeurs, suppléer à la saignée qui n'est jamais indifférente dans la grossesse, et qu'une routine aveugle administre indistinctement et à tout propos.

Du reste, il ne faut pas s'imaginer que l'administration des bains froids consiste à plonger une femme enceinte dans l'eau, telle qu'on la puise dans la fontaine ou dans le fleuve. La température du fluide dans lequel une femme enceinte doit se baigner à froid, est relative à celle du bain chaud ordinaire, c'est-à-dire, que la malade entre d'abord dans le bain tiède, de manière que l'eau se refroidissant par degrés, elle finit par se trouver dans un bain froid, qu'elle supporte aussi long-temps qu'il lui est possible.

CONCLUSION.

Je conclus de cette observation que dans l'état de grossesse, que je regarde comme un état naturel au sexe, les moyens les plus simples sont souvent les plus efficaces pour en prévenir ou pour en combattre les indispositions.

VIIe.

VII.ᵉ OBSERVATION.

ANGÉLIQUE P. **, *au troisième mois de sa grossesse, fut atteinte d'une toux catarrhale convulsive.*

ANGÉLIQUE P. **, âgée de 22 ans, enceinte de trois mois, en sortant du spectacle, nue tête, à neuf heures du soir, au mois de nivose, par un temps humide et froid, contracta un rhume qu'elle négligea d'abord, mais qui, quelques jours après, fut accompagné d'une toux si violente, que ses accès fréquens firent craindre l'avortement. Déja les délayans, les adoucissans, les béchiques, les tempéraux, les diaphorétiques, les loochs, les potions huileuses, les *laits-de-poule*, les sirops, en un mot, tous ces remèdes que l'idée de rhume retrace à l'esprit des praticiens vulgaires ou des bonnes femmes, avoient été employés sans succès, parce que la suppression subite de la transpiration, et la viscosité des humeurs, empêchoient ces remèdes de produire l'effet qu'on attend de leur vertu trop équivoque, je veux dire de tempérer le sang, et de remédier à la sécheresse des parties, lorsqu'on les administre à propos.

H

D'après le conseil de *Sydenham*, j'eus recours à la saignée du bras, et je fis cesser les quintes de toux, comme par enchantement. Le blanc de baleine, le kermès, le lait, sont les principaux remèdes que je fis prendre, en diminuant l'excessive chaleur dans laquelle on l'entretenoit, parce qne j'ai observé qu'elle n'est pas moins contraire que l'excès de froid.

RÉFLEXIONS

Sur la VIIe. Observation.

J'ai déja dit et je crois utile de répéter ici que la toux violente est plus dangereuse pour les femmes enceintes que le vomissement, et conséquemment qu'elle peut être regardée comme une des causes principales d'avortement.

Les femmes enceintes sont sujettes à trois espèces de toux, savoir : la toux *catarrhale* ou pituiteuse, ou laiteuse (1); la toux *stomacale* et la toux *abdominale*.

La toux *catarrhale* est l'espèce de toux dont

---

(1) L'épanchement de l'humeur laiteuse dans la substance du poumon, constitue, à mon avis, cette espèce de toux dont je parlerai dans la XXIV et dernière Observation de cet ouvrage.

fut atteinte Angélique P**. Elle est produite par les fréquentes vicissitudes de l'air ou par le passage subit du chaud au froid et réciproquement. L'enchifrenement, la pesanteur à la tête, le mal de gorge, l'enrouement en sont les symptômes ordinaires. La fièvre qui l'accompagne est ordinairement précédée d'un léger frisson. L'indication à remplir dans cette maladie est de dégager les vaisseaux sanguins, d'aider la transpiration, d'adoucir la poitrine, de mûrir les crachats, d'en faciliter l'expectoration, enfin de prévenir les engorgemens inflammatoires auxquels elle donne lieu.

La toux *stomacale* est excitée par les mauvais sucs qui croupissent dans l'estomac. Elle se manifeste par la mauvaise bouche, la cardialgie, le dégoût, les nausées, la pesanteur et le gonflement de l'estomac, le vomissement, etc. La toux assez violénte pour exciter le vomissement constitue l'accident le plus dangereux pour une femme enceinte. En effet les efforts redoublés que font les poumons pour se débarrasser des matières âcres qui les irritent, occasionnent une contraction de tous les muscles de la respiration ; le diaphragme, poussé en bas, comprime les viscères renfermés dans la capacité du bas-ventre, et particulièrement la matrice qui en reçoit une telle commotion, quand cet accident se continue trop long-temps, que quelquefois le *placenta* se détache; ce qui occasionne une hémorragie utérine qui ne cesse qu'après l'avortement ou l'accouchement à terme. Les adoucissans, les béchiques, les incisifs si recommandés dans la toux *chatarrhale*, ne réussissent pas toujours dans la toux *stomacale*. Les vomitifs administrés avec sagesse, les fortifians stomachiques et les absorbans, tels que la coriandre, le cachou, la thériaque, la confection d'hyacinthe, l'opiat de Salomon, etc., produisent les meilleurs effets. Le kermès minéral y est employé avec succès.

Si ce traitement ne calme point la toux, il sera nécessaire de tirer du sang du bras; et, quoiqu'on ne pratique pas ordinairement la saignée dans la toux commencante, il faudra la pratiquer alors, car la toux continuelle est bien plus dangereuse que la saignée modérée.

La toux que j'appelle *abdominale*, parce qu'elle tient primitivement à une affection des viscères abdominaux, est une toux sèche et souvent convulsive, effet nécessaire des dérangemens occasionnés par les compressions faites sur la région hypogastrique, par les cordons des juppes, les ceintures, les busques, et les corps à baleine dans lesquels certaines petites maîtresses ont la folie de s'emprisonner durant la grossesse. La matrice qui dans cet état a besoin pour son développement de jouir d'une entière liberté, la matrice comprimée de toutes parts, au lieu de prendre la forme naturelle, c'est-à-dire, celle d'un œuf, dont chaque extrémité répondroit à chacune des fosses iliaques (1). La matrice comprimée de toutes parts devient pyramidale, et son fond, s'élevant alors dans la région épigastrique, comprime le foie, l'estomac, le diaphragme. La gêne du diaphragme produit la difficulté de la respiration, elle se communique au poumon, la circulation du sang est ralentie dans ce viscère, les secrétions sont suspendues, et la toux est l'effet de ce dérangement.

Quelquefois cette espèce de toux n'est

---

(1) Les meilleurs praticiens conviennent que le *placenta* est plus ordinairement adhérent au fond de la matrice, qu'aux parois latérales de ce viscère. Or, d'une part, le poids de cette masse charnue qui tend à rapprocher le fond de la matrice de son orifice; et de l'autre, la situation transversale de l'enfant couché sur son dos, dans le bassin de la mère, concourent à prouver que la dilatation de la matrice durant les neuf mois, est plus considérable horizontalement, c'est-à-dire de sa paroi latérale droite à sa paroi latérale gauche, que perpendiculairement, c'est-à-dire de son fond à son orifice.

H iij

occasionnée que par un gonflement extraordinaire, ou un relâchement de l'estomac qui,
à raison de son volume, cause une si grande
oppression et une si grande difficulté de respirer, qu'il semble aux femmes enceintes
qu'elles soient sur le point d'étouffer.

C'est donc une erreur de croire avec *Raulin,*
que cette espèce de toux vient de ce que certaines femmes portent leur enfant si haut, et
sur-tout dans leur première grossesse, qu'elles
croient presque l'avoir dans la poitrine, *parce
que,* dit-il, *les ligamens larges qui soutien-
nent la matrice, n'ont pas encore été relâchés.*

Le meilleur remède à cette espèce de toux
est que la femme enceinte soit assez raisonnable pour ne point se mettre à la torture
dans ses vêtemens, et assez sobre pour manger peu à-la-fois, dût-elle multiplier ses repas. Enfin, si l'irritation intestinale avoit été
trop violente, on fera usage des remèdes
adoucissans les plus propres à la calmer.

CONCLUSION.

Je conclus que la toux convulsive de quelque espèce qu'elle soit, peut causer l'avortement, et qu'elle exige les remèdes les plus
prompts et la sagacité la plus profonde de la
part de celui qui les administre.

VIIIe. OBSERVATION.

*ÉLÉONORE D * *, enceinte de quatre mois, avoit depuis six semaines un cours-de-ventre opiniâtre.*

LE 10 fructidor 1787, je fus consulté par Éléonore D. * * au sujet d'un cours-de-ventre opiniâtre, qui depuis un mois l'affoiblissoit sensiblement. Cette maladie avoit succédé à un dégoût général de tous les alimens, et paroissoit être l'effet du mauvais régime qu'elle avoit observé pendant les premiers mois de sa grossesse.

Je lui fis prendre deux fois par jour un gros de quinquina infusé dans du bon vin blanc, et une fois le jour, une heure avant son dînèr, un demi-gros de confection d'hyacinte. L'usage de ces deux médicamens, continué pendant trois jours seulement, arrêta le cours-de-ventre, et réveilla le goût de la malade qui, en se faisant violence sur ses fantaisies bisarres, parvint heureusement au terme de l'accouchement qui fut naturel, et sa couche se passa sans accident.

RÉFLEXIONS

Sur la VIIIe. Observation.

L'espèce de cours-de-ventre dont il s'agit ici, est la diarrhée, évacuation copieuse et fréquente d'excrémens liquides et de mauvaise qualité.

La diarrhée des femmes grosses vient souvent de l'abus qu'elles font d'alimens de mauvaise nature. Cette maladie reconnoît pour principe le dérangement de l'estomac et des autres organes digestifs, dont le ressort une fois troublé, donne lieu au plus grand désordre. Les alimens ne peuvent plus y séjourner, ils en sont chassés plus tôt ou plus tard, plus ou moins mal digérés, selon la qualité relâchante ou irritante des matières étrangères retenues dans leurs cavités.

La saignée, l'émétique, l'ipécacuanha, les purgatifs doux, les calmans narcotiques, si propres à arrêter le cours-de-ventre dans les sujets bien constitués, seroient des remèdes très-dangereux pour des femmes enceintes ; et, quel que soit leur état, il ne faut jamais compter sur leur secours. Les remèdes souverains pour les cours-de-ventre non sanglans des femmes grosses, savoir: la diarrhée, le flux cœliaque et la lienterie, qui n'ont entre eux que des différences très-superficielles, les remèdes souverains, dis-je, sont les stomachiques, tels que l'absynthe, la petite centaurée, le quinquina, la thériaque et la confection d'hyacinte. Il faut bien se garder de donner les astringens que plusieurs fameux praticiens ont prescrit avec trop peu de ménagement.

CONCLUSION.

Ille solus morbum curavit qui ejus causas cognovit ; nosce enim causam morbi est nosce arcanum. HALLER. *t.* 1. *p.* 71.

IXe. OBSERVATION.

*FÉLICITÉ M**, enceinte de cinq mois, fit une chute violente, et eut une perte qui fut suivie de mouvemens convulsifs.*

LE 29 messidor 1788, Félicité M**, enceinte de cinq mois, en replaçant un volume dans un rayon élevé de la bibliothèque de son époux, alors avocat au ci devant parlement de Paris, se laissa tomber du haut d'un marche-pied de 28 pouces d'élévation. Sa chute fut si violente, que cette malheureuse femme resta quelques minutes étendue et évanouie sur le parquet. Revenue à elle-même, elle se plaignit d'une douleur sourde, vers la région des lombes, dont le sentiment fut bientôt suivi d'une perte considérable. Appelé à son secours, environ une heure après son accident, je ne doutai point que l'enfant ne fût mort, à son défaut de mouvement, à son balottement, et sur-tout à la teinte livide des lèvres de la malade, et que la perte ne fût occasionnée par le décollement entier ou partiel du *placenta*. L'accouchement étoit donc impérieusement commandé par les circonstances. Cependant l'hémorragie utérine avoit été si considérable et l'irritation de la matrice si violente, que de cette double cause résultèrent des mouvemens convulsifs, dont l'accouchée fut atteinte ; mais néanmoins sans perte de connoissance, sans suppression des lochies ; en un mot, sans aucun de ces accidens graves qui donnent lieu de craindre un fâcheux dénouement. La dilatation de l'orifice, favorisée par la perte, permit bientôt l'introduction de la main dans la matrice. Je saisis l'enfant par les pieds, et je terminai heureusement l'accouchement.

Les analeptiques et les anti-spasmodiques ajoutés au traitement analogue à un accouchement laborieux par la mort violente de l'enfant, furent les seuls remèdes que j'employai, et qui furent suivis de succès.

RÉFLEXIONS

Sur la IXe. Observation.

Cette observation compliquée d'avortement, de perte et de mouvemens convulsifs, offriroit seule un vaste champ à nos réflexions. Mais nous avons déja parlé de l'avortement : nous traiterons de l'hémorragie utérine dans les observations sur le *travail*. Nous nous bornerons donc en ce moment à faire quelques réflexions sur les mouvemens spasmodiques.

Quoique ces mots spasme et convulsion soient employés indistinctement l'un pour l'autre, je préviens le lecteur que je regarde le spasme comme le premier degré de la convulsion.

Les praticiens les plus distingués ont remarqué que la cause première des mouvemens convulsifs dans l'un et l'autre sexe, est *l'excès de mobilité ou de facilité avec laquelle la fibre se contracte* (1). Propriété

______

(1) Le C. *Forestier*, maître en chirurgie et accoucheur de Paris, n'admet point cette théorie. Son opinion contradictoire est consignée dans sa lettre en réponse à celle que j'écrivis le 9 ventose 1792, à l'évêque de Paris, pour éclairer ce prélat *sur les dangers de verser, sur-tout en hiver, de l'eau froide*

fâcheuse qu'il ne faut pas confondre avec la faculté inhérente à la fibre animale de se contracter, après avoir été excitée par un *stimulus*, soit intérieur, soit extérieur. Cette faculté que les physiologistes appellent *irritabilité*, est une qualité essentielle, tandis que l'excès de mobilité est un vice de l'économie animale.

Ces mêmes praticiens conviennent, que la mobilité est d'autant plus grande, que la fibre est plus grêle, moins forte et plus abreuvée d'humidité. Les enfans dont les fibres sont très-molles et très-délicates, sont aussi les êtres les plus susceptibles d'impression, et leurs maladies sont presque toujours accompagnées de mouvemens spasmodiques. Les femmes qui conservent toute leur vie une texture molle, sont infiniment plus sujettes aux maladies convulsives que les hommes; et, parmi ceux-ci, s'il en est quelques-uns qui conservent une disposition aux affections ner-

---

sur la tête des enfans en leur conférant le baptême. Comme du choc des opinions peut jaillir la vérité, je mettrai sous les yeux du lecteur, dans la XVI°. Observation de cet ouvrage, et ma lettre et la réponse du C. *Forestier*, réponse qui pourra donner lieu à quelques réflexions utiles aux progrès de l'art, et aux intérêts de l'humanité.

veuses, on les trouve dans la classe de ces hommes foibles dont la vie molle, contemplative ou voluptueuse les met au niveau des femmes, tandis qu'au contraire on remarque constamment que la disposition aux maladies nerveuses va en diminuant à mesure que la solidité des parties va en augmentant.

D'après cette théorie fondée sur l'observation des grands maîtres, il nous sera aisé de déterminer la cause des mouvemens convulsifs dont fut atteinte Félicité M**. Une chûte violente donne la mort à l'enfant renfermé dans son sein, le *placenta* se décolle, et de la perte considérable que ce décollement occasionne, résultent nécessairement foiblesse, mobilité, spasme, convulsion.

On sait que l'accouchement est le remède le plus efficace contre la perte, laquelle résiste à tous les efforts de l'art, tant que la matrice renferme un corps étranger. Je fis donc l'extraction du *fœtus* et du *placenta*; sur le champ la perte se ralentit par degrés, ainsi que les mouvemens convulsifs auxquels l'hémorragie utérine et l'irritation de la matrice avoient donné lieu. Cependant, pour prévenir le retour des convulsions, je crus devoir administrer successivement les remèdes propres à calmer l'irritabilité et à diminuer la mobilité des fibres de la matrice, tels que les eaux distillées de fleurs d'orange, de menthe et de tilleul avec le sirop de limons, le camphre, le castoreum, etc. Enfin je permis l'usage des alimens sains et légers dans la vue de réparer les forces épuisées par une perte immodérée. Le choix des alimens, en pareil cas, doit être déterminé d'après le goût, le tempérament et les forces de la malade.

CONCLUSION.

Je conclus de cette observation, que le vrai remède aux mouvemens convulsifs des femmes enceintes, est celui qui tend efficacement à calmer l'irritabilité, et à diminuer la mobilité des fibres de la matrice.

PRÉCEPTES GÉNÉRAUX

SUR

LE TRAVAIL.

DÈs que la femme enceinte est parvenue au terme de la grossesse fixé par la nature pour l'accouchement, la matrice cherche à se débarasser d'un corps qui lui devient étranger. Les auteurs anciens et modernes sont peu d'accord sur la cause qui détermine l'accouchement. J'ai manifesté mon opinion sur ce point (1); et, comme dans toutes les sciences, les vérités qui leur servent de base doivent nécessairement se lier l'une à l'autre, et former chacune un anneau d'une chaîne non interrompue, on a vu mon sentiment sur la cause qui détermine l'enfant à sortir de la matrice, et mon opinion sur la situation et les mouvemens de l'enfant dans ce viscère (2) se servir mutuellement de preuve. En effet, tant que l'enfant à terme est couché sur son dos dans le sein de sa mère, la tête vers l'une des fosses iliaques, et les fesses vers l'autre, il est impossible que la femme soit en *travail*, et l'accoucheur instruit

____

(1) Voyez le *Médecin Accou.* quest. XIX, p. 149.
(2) Le *Médecin Accou.* quest. XVIII, p. 134.

ne s'en laissera jamais imposer par ces mouvemens spasmodiques, par ces douleurs préparatoires, par ces premiers efforts de la matrice qui, parvenue au plus haut dégré de dilatation, cherche à revenir sur elle-même. Le *travail* de l'enfantement ne commence qu'à l'instant où la matrice et l'enfant se livrant un combat mutuel, qu'à l'instant où la situation de l'enfant d'horizontale qu'elle étoit devient perpendiculaire, qu'à l'instant où le corps entier de l'enfant pesant sur l'orifice le dilate par degrés et l'oblige de céder à ses efforts. Il est donc évident que l'action de la matrice d'une part, et de l'autre la réaction de l'enfant sur le viscère qui cherche à l'expulser, constituent les douleurs naturelles, ou le *travail* de l'enfantement.

Du reste, ce n'est qu'à regret que j'emploie le mot *travail*, et si cette expression n'étoit depuis long-temps consacrée par l'usage, je lui aurois substitué celle de *crise* (1), dénomi-

---

(1) Au lieu de dire, cette femme est dans le *travail de l'enfantement*, j'aurois dit, cette femme est dans la *crise de sa grossesse*. Sa crise est bonne ou mauvaise, naturelle ou laborieuse, suivant l'époque ou la nature de son *travail*. Qu'importe, diront peut-être quelques vieux routiniers! qu'importe tel ou tel mot, pourvu d'ailleurs, qu'on s'entende! A cela je réponds que l'impropriété des mots donne souvent

nation

nation moins vague qui, en retraçant à l'esprit une des plus importantes fonctions de l'économie, en eût écarté toute idée de *manualisation* si contraire à une fonction dans laquelle l'art doit se borner à seconder l'œuvre de la nature.

En effet, la signification que la plupart des sages-femmes et des praticiens vulgaires attachent au mot *travail*, m'eût seule imposé la nécessité de le bannir de la pratique de mon art, si la crainte de passer pour un homme possédé de la fureur d'innover ne m'eût déterminé à le conserver, en me réservant le droit d'en déterminer le véritable sens. Voici comment s'expriment les femmes du commun lorsqu'elles veulent faire l'éloge ou la satire d'une sage-femme. Cette sage-femme *travaille* bien. Cette sage-femme *travaille* mal. *Travaillez* donc, disent-elles, dans les douleurs de l'enfantement, je vais mourir si vous ne m'arrachez cet enfant. « J'ai sué sang et eau, me « disoit un jour un fameux accoucheur, j'ai « *travaillé* trois heures après cette malheu- « reuse femme, et j'ai eu le regret de la voir « expirer dans mes bras ».

---

de fausses idées sur la nature des choses, et par là même s'oppose aux progrès des sciences. Le mot *travail* en est une preuve bien sensible.

I

Ces expressions prouvent évidemment que le mot *travail* fut de tout temps une source funeste de préjugés et d'erreurs, et que les personnes dénuées des vrais principes de l'art, attachent à ce mot l'idée d'une mécanique plus ou moins ingénieuse et dont les divers degrés de perfection, constituent la science de l'accoucheur.

Le *travail* de l'enfantement n'est point, comme le pense le vulgaire, un mécanisme arbitraire, une combinaison de puissances, un concours de leviers dont le jeu opère, d'une manière plus ou moins prompte, plus ou moins efficace, l'extraction de l'enfant à terme. Le *travail* n'est que l'action de la matrice qui expulse l'enfant à terme ou par ses seuls efforts, ou avec le secours de l'art, qui ne fait dans ce cas que suivre le procédé et suppléer aux efforts de la nature. En deux mots le *travail* de l'enfantement n'est point l'action de l'accoucheur arrachant l'enfant de la matrice, mais la réaction de la matrice livrant l'enfant à l'accoucheur.

Pour s'assurer si les douleurs sont naturelles ou spasmodiques, et, pour me servir du langage vulgaire, *si le travail est vrai ou faux*, on doit pratiquer le *toucher*.

La meilleure situation pour juger de l'état actuel de la matrice au commencement du *travail* est de toucher la femme debout, afin de mieux apprécier le degré d'inclinaison de la matrice dont l'orifice doit se trouver à peu près au centre du bassin à l'instant de l'accouchement. La manière d'introduire le doigt dans la vulve pour procéder au *toucher* ne sauroit être indifférente à raison de la tuméfaction et de la sensibilité des parties naturelles. On courbe en demi-cercle le doigt indicateur de la main droite, bien graissé, et on l'introduit ainsi de bas en haut entre les deux grandes lèvres, à la faveur de l'angle obtus que forment entre elles la deuxième et la troisième phalange; on redresse ensuite le doigt, à mesure qu'on l'introduit dans le vagin, en plongeant un peu du côté du *rectum* pour chercher l'orifice de la matrice.

Si en touchant la femme, l'orifice se présente d'abord à l'extrémité du doigt; si ce même orifice cède facilement à l'impulsion des corps enfermés dans la matrice; si les parties environnantes sont souples et humectées; si les douleurs sont fréquentes, vives et progressives; si les eaux étendent les membranes et les font sortir de l'orifice, on peut assurer que les douleurs dont la femme est atteinte sont celles de l'enfantement.

Lorsque à travers les membranes on sent une tumeur ronde, égale et dure, on peut assurer que c'est la tête de l'enfant qui se présente. Mais si la surface du corps qui bouche l'orifice présente des inégalités, si ce corps flottant et mou cède aisément à l'impulsion du doigt, c'est une preuve que l'enfant présente à l'orifice toute autre partie que la tête, ce qui présage un accouchement plus ou moins laborieux.

On ne doit toucher la femme en *travail* qu'après la douleur, et si quelquefois on est obligé de pratiquer le *toucher* pendant la douleur pour mieux juger du degré de dilatation de l'orifice, il faut le faire avec toutes les précautions possibles pour ne point s'exposer à rompre imprudemment les membranes, en leur opposant avec le doigt une trop forte résistance.

Le *toucher* pratiqué durant le *travail* est donc pour l'accoucheur peu expérimenté, une boussole qui le guide sur les pas de la nature qu'il ne doit jamais devancer. J'ai dit que le *toucher* est la boussole de l'accoucheur peu expérimenté. En effet, après quelques années de pratique, un observateur attentif suit aisément les progrès du *travail* à l'aide du pouls et de l'altération graduée des traits de la physionomie de la patiente, et un ou deux *touchers* lui suffisent dans le cours du *travail* le plus long.

Quant au *toucher* pratiqué avant la fin du troisième mois de la grossesse, je le crois plus propre à abuser ou à charmer l'imagination des femmes qui craignent ou qui desirent de devenir mères, qu'à éclairer les accoucheurs sur leur véritable état. En effet il est très-difficile, pour ne pas dire impossible, d'assurer qu'une femme est enceinte, et d'avoir des signes pathognomoniques de sa grossesse tant que le *fœtus* nageant librement dans les eaux de *l'amnios*, n'a pas encore dans la matrice de situation fixe.

La durée du *travail* ne sauroit être déterminée d'une manière précise; mais on peut dire en général, 1°. que le *travail* est d'autant plus lent que les fibres de la matrice jouissent actuellement d'un moindre ressort; 2°. qu'un accouchement trop prompt est moins à desirer que celui qui s'opère graduellement et après un *travail* de plusieurs heures, parce que ce dernier n'est presque jamais suivi d'accidens fâcheux.

Lorsque les douleurs sont très-violentes et qu'on a à redouter un accouchement trop prompt, il faut employer les moyens les plus propres à prolonger le *travail*, ou du moins à en ralentir les progrès. Pour cela on engage la femme à ne pas se tenir debout, mais à se coucher dans une situation horizontale, à ne pas faire valoir ses douleurs, soit en retenant sa respiration, soit en faisant des efforts comme pour aller à la garde-robe. Enfin, en perçant de bonne heure les membranes, avant que l'orifice de la matrice ait le degré de dilatation nécessaire au passage de l'enfant.

Un *travail* lent et qui d'ailleurs n'est accompagné d'aucun accident, devroit être abandonné aux seuls efforts de la nature. Cependant l'impatience si pardonnable à un être souffrant et le désir de calmer les douleurs ou du moins de charmer l'ennui d'un mal inévitable, a fait imaginer à des accoucheurs plus sensibles qu'éclairés des moyens d'abréger le *travail* en provoquant les douleurs. Je vais parcourir ces prétendues ressources de l'art pour démontrer l'inutilité des unes et le danger des autres.

1°. On a honte d'être spectateur oisif d'un *travail* lent mais naturel, on est jaloux de prouver à la malade et aux assistans qu'on sait *travailler*, et l'on *travaille* de son mieux la femme en *travail* en faisant des attouchemens rudes et fréquens, dans la vue de dilater l'orifice de la matrice. Que résulte-t-il de cette manœuvre ? des excoriations, des contusions, un gonflement qui retient les lochies, une inflammation qui se termine par la suppuration des parties contuses et lésées. Les vuidanges masquent l'écoulement du pus, la suppuration entraîne la fonte du tissu cellulaire de la partie supérieure du vagin, de l'orifice et du col de la matrice. De-là enfin des relâchemens, des chutes et des renversemens de ces parties, sans parler des cicatrices qui rendent longs et pénibles les accouchemens subséquens.

2°. On fait saigner du bras une femme en *travail* pour hâter l'accouchement, sans daigner examiner quelle est la cause du retardement. L'expérience a démontré que la saignée est utile dans le travail : 1°. lorsque l'orifice de la matrice dur, épais, brûlant, gorgé de sang, manque de flexibilité pour se dilater ; 2°. si, après que les eaux sont écoulées, les douleurs deviennent déchirantes, et le ventre douloureux ; 3°. dans les convulsions qui reconnoissent pour cause la pléthore sanguine ; 4°. lorsqu'il y a hémorragie utérine au commencement du *travail*. Mais j'observerai que même dans ces cas la saignée peut avoir des inconvéniens, et qu'il n'appartient qu'à un praticien éclairé de prononcer sur la nécessité de cette opération.

3°. On administre des potions cordiales, purgatives, emménagogues et des lavemens irritans pour accélérer le *travail*. Ces moyens violens sont suivis d'accidens funestes, tels que la perte, l'inflammation, la suppression des lochies, etc.

4°. On expose les parties naturelles de la femme en *travail* à la vapeur de l'eau bouillante ou d'une décoction d'herbes émollientes, dans la vue de relâcher les parties intérieures et de hâter par là l'accouchement. Mais il est aisé de démontrer que ces moyens sont physiquement opposés au but qu'on se propose. La chaleur raréfie le sang dans ces parties et les tuméfie, tandis que l'humidité qui lui succède les resserre en se refroidissant et s'oppose à leur dilatation.

5°. On fait prendre aux femmes en *travail* du vin, de l'eau de mélisse, des liqueurs fermentées. Ce prétendu moyen de faciliter l'accouchement n'est propre qu'à augmenter la vîtesse de la circulation et à déterminer le sang à se porter avec impétuosité vers la matrice; ensorte que s'il survenoit une perte avant ou après l'accouchement, cet accident seroit mortel, et la femme périroit comme d'un coup de foudre.

6°. Enfin je ne parle point de ces postures bizarres, de ces tortures cruelles, telles que de presser le ventre de haut en bas, de soulever les femmes en *travail* par derrière sous les bras en les secouant en l'air; de les placer, les mains derrière le dos, sur le bord d'une table ou

d'une commode en leur conseillant de pousser
fortement en en bas pour faire valoir leurs douleurs. Ce seroit perdre son temps que de s'a-
muser à démontrer le danger de ces sortes
d'excès, auxquels on ne peut croire que lorsqu'on en a été soi-même le témoin oculaire.

La situation la plus favorable à la femme
en *travail* est celle qu'elle prend d'elle-même
et comme par instinct. Ainsi, qu'elle marche,
qu'elle s'asseoie, qu'elle se couche, il faut peu
s'en embarrasser, pourvu toutefois qu'il ne
survienne point d'accident qui l'oblige à rester
dans une situation constant.

On agit prudemment en ordonnant durant
le *travail* un ou deux lavemens composés
d'herbes émollientes, pour lubrifier le canal
intestinal, pour tenir lieu de bains intérieurs
et pour évacuer les matières fécales, dont la
présence pourroit rendre l'accouchement laborieux.

S'il survient une perte ou des convulsions
durant le *travail*, il faut terminer l'accouchement avec la plus grande célérité possible.

On dresse un petit lit de camp, on y place
la femme sur un plan légèrement incliné; on
graisse les parties naturelles avec une forte
décoction de graine de lin, et, si la dilatation
de l'orifice permet le passage de l'enfant, on
perce les membranes et on termine l'accouchement.

Si l'enfant présente la tête à l'orifice, soit qu'elle ait franchi ou non le détroit supérieur, l'art ne peut et ne doit seconder le *travail* que par des moyens médicaux ou internes, et non par des moyens externes ou mécaniques.

Si l'enfant présente à l'orifice les pieds, les genoux ou les fesses, l'accouchement, quoique plus long, plus laborieux, plus difficile à terminer, n'en est pas moins naturel que celui où l'enfant présente la tête.

Si l'enfant présente à l'orifice toute autre partie que la tête, les pieds, les genoux ou les fesses, il faut aller chercher les pieds et terminer l'accouchement selon le procédé que j'ai exposé dans mes *principes fondamentaux de l'art des accouchemens*.

L'application du *forceps* est physiquement impossible avant que la tête de l'enfant ait franchi le détroit supérieur. Elle est impossible, mais funeste et à la mère et à l'enfant, lorsque la tête est actuellement dans l'excavation du petit bassin. Enfin elle est inutile, lorsque la tête de l'enfant a franchi les parties molles, et que l'accouchement n'est retardé que par la largeur extraordinaire des épaules. J'ai fait cent fois l'application du *forceps* avec l'impartialité et la bonne foi d'un homme qui abusé par un illustre charlatan, le grand *Levret*, pense trouver dans cet instrument une nouvelle ressource de l'art, et une découverte précieuse à l'humanité. J'ai fait cette application avec tout le soin, toute la dextérité dont j'étois capable, et je me suis convaincu qu'elle est impossible dans le premier cas, funeste dans le second, inutile dans le troisième.

Je sais que le *forceps* a encore des partisans, mais sont-ils de bonne foi ? j'en doute, d'après ma propre expérience. Du reste, consolons-nous, le mensonge ne fera pas long-temps fortune dans un pays où la presse est toujours prête à venger la vérité.

Forcé de parler encore une fois de la section de la *symphise des pubis*, j'avouerai ingénument que je ne crois ni tout le mal, ni tout le bien qu'on a dit de cette nouvelle découverte. Si, comme j'aime à me le persuader, si le desir sincère de soulager l'humanité souffrante dirigea la main de *Sigault* dans cette opération, je pardonne à sa témérité, mais seulement en faveur du motif qui la lui fit entreprendre.

Après le *travail* qui procure la sortie de l'enfant, il s'en établit un second pour l'expulsion du *placenta* et des membranes, c'est-là ce qu'on appelle *délivrance* (1).

---

(1) Voyez le *Médecin Accou.* quest, XXIX, p. 239.

L'usage de faire l'extraction du *placenta* immédiatement après la sortie de l'enfant, est vicieux, et peut avoir des suites funestes. Mais si, deux heures après l'accouchement, le *placenta* n'a point été expulsé par la matrice, l'accoucheur doit en faire l'extraction, et dans les cas d'adhérence, la détruire, s'il est possible, avec toutes les précautions qu'exige une opération aussi délicate.

L'accoucheur ne doit faire la ligature et la section du cordon ombilical au nouveau-né, qu'après s'être assuré qu'il respire librement, et qu'il jouit, à l'aide de la nouvelle circulation, de la vie qui lui est propre.

L'imperforation de l'urètre et de l'anus, l'excès du frein ou *filet*, l'agglutination des lèvres, vices de configuration qui exigent les secours les plus prompts, semblent faire partie de la *délivrance*, et entrer dans le plan que je me suis tracé. Mais j'ai l'honneur de prévenir mes lecteurs, que j'ai déja, sous ce titre L'ENFANT A LA MAMELLE, un ouvrage commencé sur les maladies externes et internes des enfans, depuis l'instant physique de leur naissance, jusqu'à l'époque du sevrage. C'est dans ce recueil précieux pour les mères nourrices, que j'exposerai dans le plus grand détail, et les soins physiques qu'elles doivent à leurs nourrissons, et mes recherches sur la cause universelle des maladies internes des enfans à la mamelle.

Tels sont les préceptes généraux que j'avois à donner sur le *travail*, cette branche de l'art des accouchemens dont l'exercice appartient aux femmes, et que la chirurgie moderne leur a usurpée pour étendre et fertiliser son domaine.

Je sais qu'il y a de la témérité à prêcher de nos jours *sur l'indécence aux hommes d'accoucher les femmes* (1), et d'oser avec moins de talens que le docteur *Hecquet* renouveler, après une prescription de quatre-vingts années, le procès qu'il perdit avec dépens contre cette astucieuse usurpatrice. Mais, outre que les droits de la nature ne se prescrivent jamais, il faut convenir que le pieux *Hecquet*, dont l'intention d'ailleurs étoit pure, n'avoit point assez d'expérience dans la pratique des accouchemens pour prononcer avec certitude, que les femmes peuvent se passer absolument du ministère des hommes dans le *travail* de l'enfantement. Aussi ce saint docteur nuisit-il lui-même à l'intérêt de sa cause, et accrédita-t-il par son zèle indiscret, un abus dont il ne pouvoit se flatter de triompher par son inexpérience.

Sans doute il est aussi indécent à un homme

____

(1) Voyez sous ce titre la Dissertation d'*Hecquet*.

d'accoucher les femmes, qu'il le seroit à une jolie femme de présider par état à la toilette des hommes, sous prétexte que son sexe a plus de goût que le nôtre. Cependant s'il étoit vrai que les femmes ne pussent se faire accoucher par des hommes, sans compromettre évidemment leurs propres jours et ceux de l'innocente créature qu'elles portent dans leur sein ; le sexe devroit-il préférer la mort à la honte prétendue de devoir la vie à un homme qui seul pourroit la lui conserver (1)? Non, sans doute ; la raison, la nature, l'in-

----

(2) *Haller* a dit, en parlant d'*Hecquet*, *castitatem, vitæ fœminarum præferebat.* La chasteté étoit plus chère à ses yeux que la vie des femmes. Ce jugement sévère que provoqua sans doute la piété d'*Hecquet*, jugement dont se prévalut tant de fois la chirurgie aux yeux d'un sexe timide, prouve seulement qu'*Haller* avoit une opinion contraire à celle d'*Hecquet*. Et certes, si *Haller*, plus expérimenté dans la pratique de mon art, se fût avisé de dire que l'accouchement n'est point une opération chirurgicale, mais une fonction naturelle qui n'exige ni leviers, ni tenailles (*a*), ni bistouris : oh ! alors, sans nul égard pour sa réputation, tous les *Levretistes* auroient répété en chœur ce passage fameux qu'ils ne manquent jamais de citer à chaque médecin assez audacieux pour leur donner de temps en temps quelques leçons. *Felices essent artes, si de illis soli artifices judicarent.* D. HIERON.

(*a*) C'est là la signification propre du mot latin *forceps*.

térêt social commanderoient à la femme de faire un léger sacrifice à la pudeur, et la religion qui le désavoueroit, seroit une religion féroce, une religion destructrice de la société, une religion qui, comme celle de la Tauride, immoleroit des victimes humaines à la chaste Diane.

Il n'y a donc point d'indécence aux femmes à se faire accoucher par des hommes, dans un siècle où les sages-femmes joignent à l'impéritie la plus révoltante, la témérité la plus criminelle; dans un siècle où les hommes, dépositaires de la science et honteux de rivaliser avec des femmes, les ont vouées à l'ignorance, pour mieux assurer leur triomphe; enfin, dans un siècle où les femmes, réduites au soin de plaire par le vice ou plutôt par la nullité de leur éducation, devoient nécessairement être jalouses les unes des autres, se haïr mutuellement, et donner toute leur confiance à des tyrans qui se faisoient un mérite de les tromper.

Mais qu'un gouvernement sage et généreux daigne protéger l'instant physique de la naissance de ces enfans qui, malheureux par le hasard de la naissance, sont plus spécialement les enfans de la patrie:

Que les mères, au sein d'une affreuse indigence, n'aient plus à gémir de leur fécondité.

Que des enfans mutilés sous le *forceps*, ne soient plus réduits à maudire l'instant qui les vit naître :

Que dans chaque chef-lieu de Département on choisisse entre les maisons religieuses supprimées la plus vaste, la plus saine, la plus avantageusement située, pour en faire un hospice destiné à recevoir les femmes enceintes malades, les femmes en travail, et les femmes en couche, épouses de citoyens honnêtes mais peu fortunés :

Que dans chacun de ces hospices on fonde une chaire pour un professeur spécialement consacré à l'enseignement de la théorie et de la pratique des accouchemens en faveur des élèves sages-femmes :

Enfin, qu'aucune élève ne soit autorisée à exercer les fonctions de sage-femme, sans avoir fait dans cette école publique et gratuite toutes les études nécessaires, et donné des preuves non-équivoques de savoir et de dextérité, en subissant des examens publics et rigoureux ;

Et alors, j'ose en être garant, alors, sans faire un long traité *sur l'indécence aux hommes d'accoucher les femmes*, ce sexe, dont la pudeur est un des plus beaux ornemens,

ne

ne donneroit plus la préférence aux accoucheurs, quand il seroit convaincu que les sages-
femmes instruites des vrais principes de leur
art, sont infiniment plus propres que les
hommes à seconder la nature dans une opération qui n'exige que de la douceur, de la
patience, de l'adresse et de la sensibilité.

K

Xe OBSERVATION.

ROSALIE F * avoit le bassin tellement vicié, que le petit diamètre du détroit inférieur avoit à peine deux pouces d'étendue, et que la main la plus petite n'eût pu être introduite dans sa cavité. Cependant elle accoucha à terme d'un enfant vivant, dont l'extraction fut pratiquée par les pieds, sans le secours d'aucun instrument, ni de l'opération césarienne.*

LE 24 nivose 1785, je fus appelé, rue Galande, au secours d'une fille âgée de 25 ans, qui depuis trois jours ressentoit, disoit-elle, les douleurs de l'enfantement. Une tête prodigieusement grosse, une taille de trois pieds sept pouces, des jambes torses, la poitrine et le dos voutés, telle est l'esquisse du portrait de cette fille infortunée, dont le visage eût repoussé l'amour, si ce dieu, les yeux ceints d'un bandeau, ne préféroit le nombre au choix de ses adorateurs. La malade parut avoir l'esprit frappé par l'effet des réflexions morales qui naissoient du sentiment de ses douleurs, et qu'elle regardoit comme un juste châtiment de sa faute. Après l'avoir rassurée, je me mis en devoir de reconnoître la véritable situation de l'enfant. Il étoit placé sur le dos, et ses mouvemens étoient sensibles. Vos douleurs ne sont pas celles de l'enfantement, lui dis-je ; consolez-vous, je ne vous perdrai point de vue ; mais je vous exhorte, pour votre propre intérêt, à suivre fidèlement les conseils que je vais vous donner. La vie sédentaire que vous avez menée durant le cours de votre grossesse, et les mauvaises digestions que vos inquiétudes vous ont occasionnées, me paroissent avoir accumulé la bile dans les premières voies , et l'humeur dont vous êtes gorgée seroit un grand obstacle à l'accouchement. Vous prendrez donc, de deux jours l'un , une once de tamarins dans une pinte de petit lait ; vous prendrez soir et matin un lavement avec la décoction d'herbes émollientes, et pour toute nourriture un bon bouillon de veau de trois en trois heures. Lorsque les douleurs seront trop vives, vous prendrez d'heure en heure une cuillerée de la potion calmante que je vais vous faire apporter.

Après avoir gardé trois jours ce régime ,

les eaux s'écoulèrent goutte à goutte. Le *travail* dura 48 heures. L'enfant présentoit un pied, j'emmenai l'autre à l'orifice, je soutenois les forces de la malade par des demi-tasses de bouillon. Le *travail* fut très-laborieux; mais avec le temps, la patience et les secours médicaux, je vins à bout de faire l'extraction d'un enfant vivant, à terme, de grosseur ordinaire, et l'accouchement ne fut suivi d'aucun accident fâcheux.

Le grand rapprochement des tubérosités ischiatiques, qui laissoient entre elles bien moins d'espace qu'on n'en a trouvé dans plusieurs cas où l'on a déclaré l'accouchement impossible, auroit fait juger l'opération césarienne indispensable; mais je doute qu'elle eût mieux réussi que les moyens médicaux que j'employai avec un succès non équivoque.

RÉFLEXIONS

Sur la Xe. Observation.

Par quelle étrange fatalité les branches de l'art de guérir sur lesquelles on a le plus écrit et le plus disserté, sont-elles précisément celles qui ont été le moins perfectionnées? Parce qu'à mesure que le ministre de santé perd de vue la nature, et se livre au torrent des opinions qui l'entraînent, enflé de beaux systêmes, il devient le fléau de l'humanité, jusqu'au jour où les vains fantômes de son imagination viennent se perdre dans un océan d'erreurs. Tel, à mesure qu'il s'éloigne de sa source, un paisible ruisseau, riche ornement des campagnes, enflé par les eaux qu'il reçoit dans son cours, se transforme en torrent, porte en tous lieux la désolation, le ravage et la mort, et vient se perdre enfin dans les abîmes de l'océan.

L'art que je professe nous offre une preuve bien sensible de cette effrayante vérité. La vie la plus longue suffiroit à peine à l'homme le plus laborieux pour lire ce nombre infini de volumes enfantés sur la théorie et la pratique des accouchemens, et cependant cet art si simple dans ses principes est de nos jours le plus contraire à la nature, et depuis le trop fameux *Levret*, suivant la remarque judicieuse d'*Alphonse-le-Roy*, l'art de donner la vie semble être devenu en France l'art malheureux de multiplier la mort.

Ce siècle de fer a vu forger des *forceps* et des crochets de toute espèce et sous toutes les formes, pour arracher les enfans de la matrice, que l'ignorance transformoit pour eux en tombeau.

K iij

Ce siècle féroce a vu ressusciter (1) la section césarienne; et le modeste restaurateur de cette opération cruelle n'a pas rougi de se mettre au nombre de ces génies tutélaires nés pour le bien de l'humanité (2), tandis que l'académie dont il fut membre, doutoit encore, avec raison, de la nécessité de cette opération, à l'époque où cette corporation a été dissoute.

Ce siècle malheureux a vu des hommes assez dénaturés pour conseiller de prématurer l'accouchement chez les femmes dont la voie naturelle seroit jugée trop resserrée pour livrer passage à l'enfant à terme (3).

____

(1) Si l'on en croit une brochure qui traite de l'opération césarienne faite à la femme *Dumoulins*, cette opération n'avoit point été pratiquée à Paris, avant l'année 1740.

(2) Trop long-temps on ignora, dit *Lauverjat*, comment opérer ce bienfait (*de pourfendre les femmes enceintes*), et l'humanité frissonnoit d'horreur, à l'aspect des victimes qu'on immoloit. Enfin, un de ces génies tutélaires, né pour le bien de l'humanité, osa leur tracer un chemin qui sembloit répugner à la nature. Ce moyen hardi, de tirer l'enfant du viscère qui alloit devenir son tombeau, fut nommé section césarienne. Ce n'étoit point assez de l'avoir imaginé, il falloit le perfectionner, etc. *Introd. à la nouv. métho. pag. vj.*

(3) Si lorsqu'on croit l'accouchement prématuré

Enfin, ce siècle d'horreurs et de merveilles

nécessaire, pour éviter une opération plus dangereuse, dit *Lauverjat*, on faisoit baigner les femmes
fréquemment et long-temps; si par des injections on
procuroit le relâchement des parois du col et celui
des bords de l'orifice interne, on obtiendroit à sept
et à huit mois, seuls termes où l'on doive se le permettre, un accouchement aussi facile que celui qui
remplit le mieux le vœu de la nature.

Ce moyen dont il seroit criminel d'abuser (*et
d'user*), ne doit point être absolument rejeté; (*peut-
on porter plus loin le délire de l'imagination?*) puisqu'il pourra, dans certains cas, conserver les mères
et les enfans, dont la vie seroit compromise par des
opérations indispensables pour l'enfant à terme, auquel la voie naturelle est interdite. *Nouvelle méth.
page* 17.

Roussel de Vauzelme, après avoir proposé aux
parens, en style très-élégant, de faire visiter leurs
filles par un habile accoucheur, avant de les introduire dans le lit nuptial, (*An ne salubri parentum con-
silio, genialis thalami adhuc expertes carissimæ natæ
blandâ peritissimi obstetricatoris manu solerter per-
tractandæ, ne in semet-ipsas suaque pignora fortasse
crudeles evadant, neve monstrosa hominum series
orbem infestet*), conseille d'accélérer et de provoquer
l'accouchement au septième ou au huitième mois de
la grossesse, lorsqu'on a des signes certains que l'accouchement ne pourra avoir lieu par la voie naturelle; il s'étaie de l'autorité d'un de ses confrères,
Le Vacher de la Feutrie, disciple du célèbre Antoine
Petit. Quæ si antea præsideri queant, septimo aut

a vu deux sœurs (1) bassement jalouses d'une vaine préséance, scandaliser l'Europe, l'une par des injures grossières, et l'autre par de

---

octavo mense promoveri posse partum opinamur.... His omnibus ritè perpensis, autor fuit. Le Vacher de la Feutrie, etc.

Par quelle fatalité suis-je réduit à mettre au nombre des partisans de cette erreur, un homme justement célèbre, et dont l'autorité respectable n'a pas peu contribué à la propager ; c'est ce qui m'a fait dire, avec juste raison :

> *Petit* parle, on se tait. Oracle en médecine,
> Il triomphe ; et ses droits sont rendus à Lucine.
> Art heureux, si *Petit*, bienfaiteur des humains,
> Eût daigné consacrer ses leçons par ses mains !
> *La Luciniade.* CHANT V.

(1) Tout le monde connoît le ridicule procès entre les médecins et les chirurgiens, procès qui n'eût pas échappé à *Molière*, s'il eût vécu dans notre siècle. Le résultat de cette scandaleuse dispute fut d'affubler l'élève chirurgien d'une robe et d'une chausse, et de faire soutenir au candidat, bonnet de maître-ès-arts en tête, une thèse en latin. Antoine *Louis*, célèbre chirurgien, mais très-foible latiniste, monta le premier à l'assaut, sous la présidence de *Morand*, le 4 vendemiaire 1749. Antoine *Petit*, célèbre médecin, interrogea Antoine *Louis*, illustre chirurgien, qui charmoit à-la-fois son auditoire, par la solidité de ses réponses, et l'égayoit par ses solécismes. *La Fontaine* l'a dit :

> Ne forçons point notre talent,
> Nous ne ferions rien avec grace.

fades éloges prodigués sans pudeur à l'auteur d'une opération nouvelle, plus propre à faire frémir qu'à consoler l'humanité des excès de la première.

Il ne manque plus à mon art, pour être la honte et l'effroi des générations futures, que de voir un disciple de *Sigault*, jaloux de partager la gloire de son maître (2), tenter de diviser les symphises sacro-iliaques, pour frayer une route nouvelle à l'enfant du sein de sa mère au dehors.

Prévenons ce malheur; et, avant de prouver l'inutilité de la section césarienne, voyons quels sont les moyens employés par les partisans de cette opération pour connoître la mauvaise configuration du bassin.

« Les dimensions du bassin, dit *Lauverjat*, peuvent être diminuées sans que l'opération césarienne soit nécessaire; mais il est un point où cette diminution la rend indispensable; pour que l'on puisse en juger, il suffira d'assigner les degrés d'étrécissement qui forcent à recourir à l'opération césarienne ».

____

(1) La Faculté de médecine de Paris porta son enthousiasme pour l'auteur de cette prétendue découverte, au point de faire frapper en son honneur une médaille chargée de transmettre son nom à la postérité. Parviendra-t-elle à son adresse? Hélas! oui.

Il résulte des observations géométriques de notre auteur sur les prétendus vices essentiels de conformation du bassin, que lorsqu'il ne trouve que trois pouces d'étendue au grand diamètre du détroit supérieur, et moins de deux pouces au grand diamètre du détroit inférieur, il conclut à la nécessité de l'opération césarienne.

Levret nous apprend que lorsqu'un accoucheur ne peut introduire sa main dans le vide du bassin pour pénétrer ensuite dans la matrice, ou qu'il ne peut la retirer après avoir saisi un des pieds de l'enfant, il y a impossibilité physique de l'accouchement de l'enfant en vie.

Le Vacher et *Baudelocque* ont adopté le sentiment de *Levret. Ex dictis concludimus,* dit Le Vacher, *cæsaream operationem nullo modo esse admittendam, si manum introducere possit chirurgus.*

Si pelvis tantoperè angustetur, dit Baudelocque, *ut manus intromitti nequeat, fœtûs tum omnis omninò per illam viam recusatur exitus.*

Jeunes praticiens, qui pourriez aisément vous égarer sur la foi de vos maîtres, gardez-vous de fonder la nécessité prétendue de l'opération césarienne sur des signes aussi équivoques.

Je n'ai employé jusqu'à ce jour, pour combattre les partisans de cette opération désastreuse que les armes de la raison et de l'expérience; essayons l'arme du ridicule plus terrible peut-être contre les préjugés, ces lois impérieuses du vulgaire.

Une femme en *travail* au grand hospice d'humanité de Paris éprouvoit les douleurs de l'enfantement les plus aiguës. La sage-femme trouva le bassin si petit et les diamètres des détroits si peu étendus, qu'elle jugea d'après les principes qu'elle avoit reçus de ses maîtres, que la patiente étoit dans le cas de subir l'opération césarienne. La matrone fait appeler les trois plus fameux accoucheurs de la capitale, qui, après l'examen le plus scrupuleux, décident à l'unanimité, que les détroits du bassin ne sauroient livrer passage à l'enfant, et que la malade doit être éventrée le plus promptement possible. Mais, ô prodige inoui ! tandis que le chirurgien de sale dressoit l'autel et faisoit les apprêts du sacrifice, la victime pousse un cri, et paie spontanément à la nature le doux tribut de la maternité. Le jeune chirurgien tout stupéfait court porter cette nouvelle aux trois prêtres de Lucine qui se retirent en silence, *honteux comme renards qu'une poule auroit pris.*

Cependant quelques minutes plus tard,

cette malheureuse créature subissoit l'opération césarienne ; et alors, de deux choses l'une, ou elle eût succombé comme tant d'autres, et personne n'en auroit été instruit, ou l'opération eût réussi , et alors nos trois héros insultant à la nature en style académique eussent fait retentir l'Europe des prétendus avantages d'une opération qui sera toujours et la honte de l'art et l'effroi de la nature.

Ce fait n'a pas besoin de commentaire. Il me suffira donc, jeunes praticiens, d'ajouter pour votre instruction, que les acteurs de cette scène tragi-comique n'auroient point fait rire à leurs dépens, s'il n'eussent pas cru *Levret* sur sa parole.

Un fait non moins authentique (1) prouvera l'incertitude des signes tirés des divers degrés

____

(1) Je cite ces deux faits, parce qu'ils sont connus de presque tous les chirurgiens de l'hospice d'humanité de Paris , et je tairai ceux qui ont eu moins de publicité ; car il répugne à ma délicatesse, je ne dis pas de nommer, mais de désigner, sans le vouloir, des hommes assez punis sans doute par les remords qu'ils éprouvent. J'ose me flatter qu'ils me sauront gré de ma discrétion, ou du moins que tous les accoucheurs qui depuis dix ans ont quelque meurtre à se reprocher, par l'usage du *Forceps ,* seront assez prudens pour ne pas me réduire à la dure nécessité de publier les preuves matérielles de leurs attentats chirurgicaux.

d'étrécissement dans les diamètres des détroits du bassin.

Une femme peu fortunée, avertie par un accoucheur célèbre qu'il y avoit chez elle impossibilité absolue de l'accouchement de l'enfant en vie à raison d'un prétendu vice essentiel de conformation du bassin, et n'ayant pas voulu par pudeur se résoudre à subir gratuitement l'opération césarienne, en présence des élèves dans l'amphithéâtre comme ce professeur le lui avoit offert généreusement; cette femme vint au grand hospice d'humanité, où elle attendoit en tremblant l'accomplissement de la prophétie. Mais la nature donna encore une fois un démenti formel au moderne *Calchas;* car la femme accoucha naturellement d'un enfant à terme, vivant, et de grosseur ordinaire. De pareils exemples devroient, ce me semble, décréditer nos oracles et dessiller les yeux de l'amour propre, si l'amour propre n'étoit un petit aveugle-né.

Entre plusieurs observations d'accouchemens que j'ai terminés avec succès sans le secours d'aucun instrument, chez des femmes rachitiques ou contrefaites, dans le bassin desquelles il m'eût été impossible d'introduire ma main, malgré son extrême petitesse, je me suis contenté de rapporter celle d'une personne qui réunissoit au suprême degré, toutes les disgraces de la nature. Au portrait fidèle que j'en ai tracé, j'ajouterai que le vice accidentel de configuration du bassin de cette fille étoit tel, que l'intervalle des tubérosités ischiatiques étoit à peine de deux pouces. Mais tous ces vices accidentels de configuration ne doivent jamais effrayer l'accoucheur qui a des principes et qui par une profonde étude de la nature en a calculé toutes les ressources.

Je dis qu'un accoucheur instruit des vrais principes de son art, ne doit jamais redouter *les vices accidentels de configuration du bassin.* Cette proposition me paroît d'une assez grande importance pour mériter de captiver un instant toute l'attention du lecteur. Et d'abord, je nie l'existence prétendue *des vices essentiels de conformation du bassin,* si l'on entend par ces mots, une ossification originairement vicieuse, une disposition irrégulière et contre nature des fibres osseuses du bassin de l'enfant, dans le sein de sa mère.

J'ai dans mon cabinet une quantité prodigieuse de squelettes, soit d'embryons, soit de fœtus, soit d'enfant à terme dont les bassins sont tous parfaitement bien conformés, quoique plusieurs appartiennent à des enfans dont les mères étoient rachitiques ou mal saines. Les vices héréditaires respectent constamment les os du bassin des enfans dans les flancs maternels. Il n'est point de puissance, point de force extérieure qui puisse en changer essentiellement la conformation dans ce sanctuaire auguste de la nature. Mais depuis l'instant de la naissance, jusqu'au dernier terme de l'accroissement, plusieurs causes externes peuvent en changer accidentellement la configuration, et y produire des difformités plus ou moins sensibles qu'on a très-bien désignées sous le nom de *vices accidentels de configuration*. Mais, ô sagesse prévoyante de la nature! ces vices accidentels de configuration, quels qu'ils soient, peuvent bien rendre l'accouchement plus ou moins laborieux, mais jamais impossible à terminer par la voie naturelle. C'est ce que je vais prouver : 1°. par la structure propre du bassin; 2°. par sa situation relative; 3°. par la nature de ces vices accidentels.

1°. Le bassin ainsi nommé à raison de sa forme est le berceau, d'où l'enfant à terme et vivant est expulsé par la nature, ou extrait suivant les principes de l'art qui doit imiter ses procédés.

L'entrée du petit bassin porte le nom de grand détroit ou de *détroit supérieur.* La sortie du petit bassin, celui de petit détroit ou de *détroit inférieur.*

Le *détroit supérieur* a deux diamètres (1), le petit et le grand.

Le petit est l'espace compris entre la saillie du *sacrum* et la symphise des os pubis.

Le grand est l'étendue qui se trouve entre les deux bords inférieurs et moyens des cavités iliaques.

Le *détroit inférieur* a deux diamètres, le petit et le grand.

Le petit est l'intervalle des tubérosités ischiatiques entre elles.

Le grand est la distance du coccyx au bord inférieur de la symphise.

Les justes dimensions et le rapport parfait de tous ces diamètres entre eux, constituent la bonne conformation des bassins. Il en est de grands, de moyens et de petits.

---

(1) J'ignore pourquoi tous les auteurs de traités d'accouchemens assignent quatre diamètres au détroit supérieur du bassin. Considéré géométriquement, ce détroit, de forme à peu près circulaire, peut avoir autant de diamètres qu'on veut tirer de lignes droites d'un point quelconque, à un point opposé de la circonférence en passant par le centre. Considéré anatomiquement, je ne vois point la nécessité d'assigner au détroit supérieur d'autres diamètres que ceux qui indiquent l'étendue destinée à recevoir le grand et le petit diamètre de la tête de l'enfant, et à lui livrer passage du sein de sa mère au dehors.

Le

Le bassin que je considère ici comme un seul os, quoique composé de plusieurs pièces osseuses, est très-fort postérieurement, moins fort antérieurement ; mais cependant beaucoup plus qu'à ses parties latérales, beaucoup plus qu'à sa base formée par le coccyx et les tubérosités ischiatiques ; donc le *sacrum* postérieurement et les pubis antérieurement constituent les deux points les plus solides du bassin. Cette observation anatomique est très-importante, et trouvera bientôt son application.

Quant à la situation relative du bassin, elle est telle que le *sacrum* est beaucoup plus élevé postérieurement que ne sont les pubis antérieurement, d'où résulte un plan incliné d'arrière en avant qui, de concert avec la solidité des pubis et du *sacrum*, préserve le petit diamètre du détroit supérieur de l'impression funeste des corps extérieurs qui, en rapprochant les pubis du *sacrum*, auroient donné lieu au seul *vice essentiel de conformation*, dont l'existence, en rendant l'accouchement impossible par la voie naturelle, auroit justifié l'application des instrumens et la pratique des operations *césarienne* ou *sigaultienne*.

3°. D'après la structure propre et la situation relative du bassin, je réduis à cinq principaux, les *vices accidentels de configuration* dont cette partie de la charpente humaine soit susceptible, savoir :

1°. lorsque les éminences cotiloïdiennes sont trop convexes intérieurement, ou se rapprochent trop du *sacrum*.

2°. Lorsque les deux bords inférieurs et moyens des cavités iliaques sont trop près l'un de l'autre.

3°. Lorsque les tubérosités ischiatiques sont trop près l'une de l'autre.

4°. Lorsque le coccyx est trop élevé ou trop porté en avant.

5°. Lorsqu'il y a aux détroits ou dans l'excavation du petit bassin une exostose ou toute autre tumeur inhérente et volumineuse.

Les deux premiers *vices accidentels de configuration* sont l'effet trop ordinaire des compressions du maillot, à cet âge où les os du bassin sont encore tendres et flexibles. Mais premièrement, lorsque les éminences cotiloïdiennes sont trop convexes intérieurement, ou se rapprochent trop du *sacrum*, le grand diamètre du détroit supérieur augmente nécessairement en longueur par l'effet de la compression du maillot, et ce premier *vice accidentel de configuration* peut bien rendre l'accouchement laborieux, puisque les parties latérales de la tête de l'enfant, sont forcées de s'applatir en se rapprochant l'une de l'autre, pour franchir le petit diamètre du détroit supérieur du bassin; mais ce premier *vice accidentel* ne sauroit être un obstacle invincible à l'accouchement. En second lieu, lorsque les deux bords inférieurs et moyens des cavités iliaques sont trop rapprochés l'un de l'autre par l'effet de la compression du maillot, les pubis doivent nécessairement s'éloigner du *sacrum*; ainsi le petit diamètre du détroit supérieur gagne en étendue ce que perd le grand diamètre de ce même détroit, et delà sans doute un *vice accidentel de configuration* qui rend l'accouchement laborieux, puisque la tête de l'enfant est obligée de prendre la forme cylindrique pour franchir le grand diamètre du détroit supérieur ; mais ce second *vice accidentel de configuration* ne constitue pas plus que le premier un obstacle invincible à l'accouchement.

Le troisième et le quatrième *vices accidentels de configuration* du bassin sont l'effet de la négligence ordinaire aux nourrices mercenaires, qui, pour s'épargner la peine de promener leurs nourrissons, les laissent des heures entières assis sur leur séant, ou qui les portent constamment sur le même bras. Mais, en premier lieu, lorsque les tubérosités ischiatiques sont trop rappochées l'une

de l'autre, ce *vice accidentel de configuration* ne peut être un grand obstacle à l'accouchement, puisque le petit diamètre du
détroit inférieur est, dit-on, vicié (1), lorsqu'il n'a que deux pouces d'étendue, tandis
qu'on voit tous les jours des enfans très-vo
lumineux, dont le diamètre transverse de la
tête, pris d'une tempe à l'autre, n'a que trois
pouces. La différence du petit diamètre du
détroit inférieur, au diamètre transverse de
la tête d'un enfant à terme, n'est donc que
d'un pouce. Or, la tête d'un enfant est susceptible d'une plus grande compression. En
second lieu, lorsque le coccyx est trop élevé
ou trop porté en avant, *ce vice accidentel
de configuration* peut rendre l'accouchement
laborieux ; mais la mobilité du coccyx qui
permet à cet os de rétrograder, prouve à-la-
fois la sagesse de la nature, et l'impossibilité
d'un obstacle invincible à l'accouchement.

Le cinquième *vice accidentel de configuration* du bassin résulteroit d'une exostose ou de
toute autre tumeur inhérente et volumineuse.
Mais, comme je ne fonde point la pratique
de mon art sur des hypothèses, j'avoue que je
ne croirai à ces prétendus *vices accidentels*

______

(1) Voyez *Lauverjat*. Nouv. metho. de prat. l'op.
césar. p. 9.

de configuration que lorsque des observations non-suspectes viendront m'attester et leur existence et le degré d'obstacle que ces tumeurs auront apporté à l'accouchement. Pour moi, je suis très-persuadé que quelque infecté que soit le sexe, des virus vérolique, scorbutique ou scrophuleux, ces virus entraînés naturellement au dehors par l'écoulement périodique, ou même par l'écoulement habituel connu sous le nom de *fleurs blanches*, ne produisent point intérieurement les mêmes ravages chez les femmes que chez les hommes. Je puis même attester que quelques recherches que j'aie faites pour me convaincre de l'existence de ce *vice accidentel de configuration*, je n'ai jamais pû découvrir un seul bassin de femme attaqué par une exostose, même dans des sujets chez lesquels ces tumeurs occupoient, soit quelque apophyse, soit quelque articulation des extrémités supérieures ou inférieures (1). Mais, en supposant que l'exostose

----

(1) *Louis*, *Lhéritier*, *J. J. Sue* m'ont dit n'avoir jamais vu d'exostose aux os du bassin des femmes mortes rachitiques. Au témoignage de ces anatomistes célèbres dont la chirurgie regrettera long-temps la perte, j'ajouterai celui d'un physicien distingué, le c. *Magni*, qui m'assuroit, il y a peu de jours, que ce qui l'avoit toujours frappé dans le cours d'une pratique de cinquante années, consacrées avec

ne respecte pas toujours les os du bassin des femmes, il resteroit encore à prouver par l'observation que ces tumeurs ont quelquefois, non-seulement diminué sensiblement ou l'excavation du petit bassin ou l'étendue du grand et du petit diamètre du détroit inférieur, mais même qu'elles ont vicié à-la-fois les deux diamètres du détroit supérieur.

Quant aux autres tumeurs, de quelque nature qu'elles soient, je les crois peu propres à s'opposer à l'expulsion ou à l'extraction de la tête d'un enfant susceptible de la plus grande compression.

Le seul *vice essentiel de conformation* du bassin qui pourroit apporter un obstacle insurmontable à l'accouchement d'un enfant à terme, et qui nécessiteroit la section césarienne ou sigaultienne, si la nature n'avoit prévu ce malheur, c'est le cas où les *pubis* seroient tellement rapprochés du *sacrum*, que le grand diamètre du détroit supérieur seroit par l'effet de ce rapprochement dans l'impossibilité physique de livrer passage à l'enfant à terme. Mais ce rapprochement est impossi-

---

succès au soulagement de l'humanité souffrante, c'est de voir que la nature protégeoit constamment le bassin des femmes rachitiques en proie au virus, soit vérolique, soit scorbutique, soit scrophuleux.

ble, parce qu'à raison de la situation oblique du bassin, le *sacrum*, étant plus élevé postérieurement, ne peut servir de point d'appui aux *pubis* qu'un coup violent viendroit heurter. Je dis plus, une force capable de diminuer l'étendue du petit diamètre du détroit supérieur entraîneroit nécessairement la mort du sujet; donc, il ne peut exister de *vice essentiel de conformation*, donc l'opération césarienne et la section sigaultienne ne sont jamais nécessaires.

Etayé de ces principes fondés sur la raison, l'expérience et l'observation anatomique, je me tins en garde contre ces mouvemens spasmodiques qu'on confond trop souvent avec le *travail*; et, loin de le provoquer par des attouchemens rudes et fréquens, je ne fis que seconder la nature, qu'on ne provoque jamais impunément. La situation de l'enfant sur le dos, loin de m'effrayer, m'éclaira sur la nature des douleurs; elles n'étoient que spasmodiques : je les appaisai; et bientôt elles firent place à celles de l'enfantement. L'enfant présenta le pied à l'orifice, je le tirai en saisissant le temps des douleurs; et, lorsque les épaules eurent franchi le grand diamètre du détroit supérieur, je les dirigeai l'une vers les *pubis* et l'autre vers le *sacrum*; parce que, dans cette direction, lorsque les épaules sont arrivées au grand diamètre du détroit supérieur, on peut être assuré que la base du crâne ne tardera point à s'engager à travers le même grand diamètre du détroit supérieur qui a livré passage aux épaules.

CONCLUSION.

Je conclus de cette observation : 1°. qu'il ne peut exister *de vice essentiel de conformation du bassin*; 2°. que la nature, ayant prévu, dans sa sagesse, tous *les vices accidentels de configuration* dont le bassin est susceptible, l'a conformé de manière que le grand diamètre du détroit supérieur et le grand diamètre du détroit inférieur ne sont jamais viciés au point d'opposer un obstacle invincible à l'accouchement d'un enfant à terme; 3°. que les moyens médicaux sagement administrés sont toujours suffisans et beaucoup plus efficaces que les moyens mécaniques, pour vaincre les obstacles que *les vices accidentels de configuration* viennent opposer à l'expulsion ou à l'extraction de l'enfant à terme dans les accouchemens laborieux.

XI.ᵉ OBSERVATION.

*Joséphine B***, après un accouchement laborieux, garda 8 heures l'arrière-faix en entier dans la matrice, et en fut délivrée par extraction.*

LE 17 germinal 1791 à cinq heures du matin, Joséphine B***, rue Jacques, âgée de 17 ans, parvenue au terme de l'accouchement, éprouva quelques légères douleurs qui furent suivies de la rupture des membranes. Les eaux s'écoulèrent goutte à goutte, et les douleurs furent foibles, mais non interrompues jusqu'à neuf heures du soir. Toute la famille me pria de passer la nuit auprès de la malade. Comme je paroissois faire quelques difficultés, la mère de la jeune femme, pour m'y déterminer, m'avoua qu'elle avoit eu elle-même trois accouchemens laborieux que *Barbaut*, célèbre accoucheur, n'avoit pu terminer qu'en emmenant tous ses enfans par les pieds, et que le dernier même avoit eu une jambe cassée dans le *travail*. Cette confidence eut tout l'effet qu'on avoit lieu d'en attendre. Je crus qu'il étoit prudent de ne point abandonner la malade. L'enfant présentoit la tête, mais la courbure extraordinaire du *sacrum* et la saillie du coccyx, vers le bord inférieur de la symphise des *pubis*, me parurent diminuer sensiblement l'excavation du petit bassin. *Ce vice accidentel de configuration*, dans une femme d'ailleurs grande et bien faite, a pu être occasionné par une trop forte compression du maillot, ou par la mauvaise habitude qu'ont certaines nourrices d'asseoir trop tôt les enfans sur leur séant. Le lendemain, à sept heures précises du matin, c'est-à-dire vingt-six heures après la rupture des membranes et l'écoulement des eaux, Joséphine B * * * accoucha d'un garçon vivant, mais dont la tête cylindrique et le nez aplati et tourné vers l'angle interne de l'œil gauche, attestoient le *vice accidentel de configuration* du bassin sur lequel ces parties avoient été moulées. Bientôt la boîte osseuse céda à l'élasticité du cerveau, et la tête reprit sa forme naturelle. Le nez fut moins défectueux vingt-quatre heures après la naissance ; du reste, l'enfant se portoit parfaitement bien. Il est à remarquer que cet accouchement, aussi heureux qu'il pouvoit l'être avec un tel obstacle, se termina sans effusion d'une seule goutte de sang. Après l'extraction de l'enfant, la matrice revint sur elle-même, ses foibles efforts décolloient de temps en temps l'arrière-faix. Mais ce viscère épuisé par un *travail* laborieux cessa de se contracter, l'accouchée elle-même excédée de fatigue, avoit besoin de repos. Enfin, après avoir employé durant trois heures tous les moyens que l'art peut suggérer pour exciter la matrice à expulser l'arrière-faix, je pris le parti de donner à la malade le temps de réparer ses forces. Elle dormit quatre heures sans interruption.

Déja l'envie, au teint pâle et livide, avoit été de porte en porte exhaler le poison de sa bouche infernale. Sa feinte pitié rendoit son récit intéressant; et l'on s'imagine que ce n'est pas la nature qu'elle accusoit de la triste destinée d'une femme jeune, grande et bien faite. Ses propos éveillèrent ma prudence, et m'imposèrent la nécessité d'appeler à mon secours un homme dont le témoignage et la réputation pussent fermer la bouche à la calomnie, en cas de malheur. On devine aisément que c'est le c. *Alphonse-le-Roy* que je dûs choisir. En effet, ce fut lui qui, avec sa dextérité ordinaire, fit, en moins de dix minutes, l'extraction de l'arrière-faix huit heures après l'accouchement; et, quoiqu'une portion fût très-adhérente à la matrice, l'accouchée ne témoigna pas la moindre impatience, ni le moindre sentiment de douleur.

Le 13 ventôse 1792, Joséphine B*** accoucha pour la seconde fois. Les premières douleurs se firent ressentir à cinq heures du matin. Les membranes se rompirent spontanément environ trois heures après, et à neuf heures elle fut accouchée et délivrée. L'enfant, de grosseur ordinaire, étoit du même volume que le premier, et cependant le *travail* ne dura que quatre heures. Le nez de l'enfant avoit la même difformité que celui du premier né, c'est-à-dire, qu'il étoit aplati et tourné vers l'angle interne de l'œil gauche, difformité qui attestoit évidement l'existence d'un *vice accidentel de configuration* du bassin (1). La couche fut aussi heureuse que la première.

Un an après, et ce qu'il y a de bien singulier, à pareil jour et à pareille heure que l'année précédente, c'est-à-dire, le 13 ventose 1793, à neuf heures très-précises du matin, Joséphine B*** accoucha d'une fille. Le *travail* avoit commencé à trois heures du

---

(1) Je n'entreprendrai point de décider si ce *vice accidentel de configuration* du bassin chez Joséphine B * * * est héréditaire ou acquis. La comparaison du bassin de la mère et du bassin de la fille pourroit seule donner une solution satisfaisante de ce problème. Il me suffit d'avoir assigné la cause première de ce vice dans l'abus du maillot, ou dans la négligence des nourrices mercenaires.

matin. L'enfant présentoit les fesses, et comme les douleurs étoient naturelles, et que rien ne me faisoit présager d'accident fâcheux, je le laissai s'avancer dans cette position, et je terminai l'accouchement avec succès.

Cette jeune femme qui, dans le moment où j'écris, est enceinte pour la quatrième fois, n'a jamais été saignée dans ses grossesses (comme je l'ai déja dit à la IIᵉ Observation de cet ouvrage), quoiqu'elle soit très-jeune, qu'elle mène une vie sédentaire, et qu'elle ait un *vice accidentel de configuration* au bassin. Cependant toutes ses couches ont été heureuses, malgré le défaut d'allaitement, et la multiplicité de ses grossesses. C'est un avis aux grands saigneurs.

RÉFLEXIONS

Sur la XI. Observation.

Une femme de dix-sept ans qui, en moins de vingt-deux mois, devient mère pour la troisième fois, est sans doute un être bien intéressant aux yeux du philosophe, mais un objet de sollicitude pour le physicien qui n'entrevoit dans cette prodigieuse fécondité qu'une source d'infirmités, de chagrins et de remords chez les femmes qui n'allaitent point leurs enfans. Puissent mes soins préserver cette jeune mère, que les occupations de son commerce mettent dans l'impossibilité de nourrir ses enfans ; puissent mes soins la préserver des incommodités presque inséparables de la multiplicité des grossesses. Mais que son exemple ne rassure point les femmes tentées de l'imiter, et qui pourroient se flatter de trouver dans les ressources de l'art, un moyen de tromper impunément le vœu de la nature.

J'ai rapproché pour l'avantage du lecteur les observations faites sur les trois accouchemens de Joséphine B***. Elles fournissent matière à quelques réflexions sur la grossesse, le *travail* et la couche.

La grossesse. Ses trois grossesses ont été des plus heureuses, sa santé n'a souffert aucune altération ; et, ce qu'il y a de plus extraordinaire, elle a été exempte de la plus légère incommodité, malgré la vie la plus sédentaire, malgré sa situation constante à la place où l'enchaînoient ses occupations. Appelé la première fois au commencement du *travail*, mes conseils n'influèrent en rien sur le bon état de sa première grossesse ; elle ne fut ni saignée, ni médicamentée, par la seule raison qu'elle n'en éprouva jamais le besoin. Consulté à la seconde grossesse, à raison de pesanteurs et de maux de tête, je ne fus point d'avis d'administrer la saignée : 1°. parce que la première grossesse avoit été très-heureuse sans cette opération ; 2°. parce que cette jeune femme, avant son mariage, ne *voyoit* que tous les deux ou trois mois, et en petite quantité ; 3°. parce que ses vaisseaux sanguins étoient d'un diamètre avantageux ; 4°. parce que sa mère qui, suivant la louable coutume de son temps, avoit été saignée deux ou trois fois à chaque grossesse, avoit toujours eu les accouchemens les plus laborieux. J'ordonnai l'usage d'une boisson rafraîchissante et anti-phlogistique, et les maux de tête disparurent. A la troisième grossesse, même indisposition à laquelle, sans me consulter, on opposa avec succès le même remède.

Le travail. Dans le premier accouchement, le *travail* dura vingt-six heures ; dans le second, quatre heures ; enfin dans le troisième, six heures. Cette grande différence entre la durée du premier *travail* et celle des deux autres, tenoit à trois causes bien sensibles, savoir : 1°. à la grosseur du premier enfant, dont le corps étoit beaucoup plus volumineux que celui du second et du troisième ; 2°. *au vice accidentel de configuration* du grand et du petit diamètre du détroit inférieur, peut-

être même du grand diamètre du détroit supérieur ; je dis peut-être, parce qu'il est
physiquement impossible de prononcer avec
certitude sur l'existence d'un vice du détroit
supérieur du bassin dans le sujet vivant. Mais
je suis moralement assuré que la difformité
du nez qui a eu lieu dans les deux premiers accouchemens, et l'allongement cylindrique de
la tête des deux premiers enfans, ne peuvent
avoir été contractés qu'en passant à travers
la filiaire formée par le grand diamètre vicié
du détroit supérieur du bassin de Joséphine
B*** ; 3°. enfin, à l'écoulement prématuré
des eaux de *l'amnios*, après la rupture spon-
tanée des membranes.

De cette double variété, soit dans la durée
du *travail*, soit dans le volume du corps de
l'enfant, je tire cette conséquence nécessaire,
que la même femme peut avoir des accouchemens très-naturels et des accouchemens
très-laborieux, et que ce seroit une double
erreur bien funeste en pratique : 1°. de conclure à l'impossibilité physique de l'accouchement de l'enfant en vie, d'après *les vices
accidentels de configuration* du grand et du
petit diamètre du détroit inférieur du bassin ;
2°. de calculer les obstacles à l'accouchement
dans un *travail* laborieux, ou sur la durée

ed

de ce même *travail*, ou sur le volume du corps de l'enfant. Une observation va rendre cette vérité sensible.

Observation. Rosalie F** demeurant rue Martin, étoit mère de quatre enfans, dont elle étoit accouchée à terme et sans le moindre accident. Sa misère s'étant accrue avec sa famille, elle fut réduite à la dure nécessité d'aller se faire accoucher de son cinquième enfant dans un amphithéâtre. Son choix tomba sur celui de L***, ce fut dans le courant du mois ventose 1790, que ce professeur, en présence de ses élèves, fit l'application du *forceps* sur la tête de l'enfant, qu'il avoit jugé ne pouvoir franchir les détroits qu'à l'aide du fatal instrument. Cependant, après avoir *travaillé* cette femme depuis midi jusqu'à trois heures, avec toute la force, toute la dextérité dont il étoit capable, cet accoucheur fut obligé de vider le crâne de l'enfant pour diminuer le volume de la tête, et terminer, à quelque prix que ce fût, une scène si pénible pour l'acteur, si révoltante pour le spectateur, et si douloureuse pour la victime.

Au sortir de cette sanglante tragédie, un jeune élève vint m'en retracer le tableau déchirant. Je le priai de me conduire chez cette malheureuse femme ; elle venoit d'expirer. Le lendemain, assisté d'un jeune chirurgien

(1) je fis l'ouverture du cadavre de Rosalie F***. Après avoir enlevé et dépouillé le bassin, nous observâmes : 1°. un rapprochement sensible des tubérosités ischiatiques entre elles; 2°. un léger *vice accidentel de configuration* au grand diamètre du détroit supérieur; ce léger vice accidentel de configuration consistoit dans le rapprochement d'une cavité cotiloïdienne vers le *sacrum*, rapprochement qui rendoit le grand diamètre du détroit supérieur plus étroit; de là, sans doute l'accouchement laborieux chez cette femme qui, avant cette fatale époque, n'en avoit eu que de naturels.

Réflexions. J'ignore et je suis même peu jaloux de connoître les motifs qui détermineront le professeur L***, à faire l'application du *forceps*, application que rien ne sauroit justifier à mes yeux, parce que je la crois contraire à tous les principes; d'ailleurs, l'accoucheur le plus célèbre, étayé de l'éloquence de *Démosthène*, auroit de la peine à me persuader qu'une femme qui étoit accouchée heureusement de quatre enfans, fût dans l'impossibilité physique d'en mettre au monde un cinquième. Ainsi sans m'arrêter à prouver les

---

(1) Le C. *Dance* qui, peu de jours après cette époque, remporta la première médaille de l'école-pratique, au collège de chirurgie de Paris.

dangers évidents de cette pratique, je tirerai de cette observation les conséquences suivantes.

1°. Que l'application du *forceps* est impossible avant que la tête de l'enfant ait franchi le détroit supérieur, puisqu'un homme aussi exercé que devoit l'être L*** n'eut pas assez de force pour faire en trois heures l'extraction de l'enfant à l'aide de cet instrument, et qu'il n'en vint à bout qu'en immolant à la fois la mère et l'enfant.

2°. Que le rapprochement des tubérosités ischiatiques n'est qu'un foible obstacle à l'accouchement, puisque *Rosalie* F** étoit accouchée quatre fois à terme et heureusement, avant cette fatale époque.

3°. Que le *vice accidentel de configuration* du grand diamètre du détroit supérieur peut rendre l'accouchement laborieux, lorsque la tête de l'enfant s'engage à travers ce diamètre vicié; mais que cet accident ne doit point effrayer un accoucheur instruit, qui ne sauroit imputer à la *monstruosité* prétendue de la tête de l'enfant, ce qui n'est que l'effet d'un *vice accidentel de configuration* du grand diamètre du détroit supérieur, et souvent même de l'erreur de l'accoucheur qui a confondu les mouvemens spasmodiques de la matrice avec les douleurs naturelles de l'en-

sûntement, et qui, ayant provoqué le *travail*
avant le terme fixé par la nature, se trouve
réduit à la triste nécessité de faire usage des
instrumens, et d'opérer mécaniquement l'extraction de l'enfant que la nature ne peut
expulser au dehors.

4°. Enfin, que dans l'extraction de l'enfant
par les pieds, l'accoucheur doit à chaque at-
traction saisir le temps des douleurs, afin de
diriger de concert avec l'action de la matrice,
le tronc de l'enfant vers le grand diamètre
viciée ou non viciée du détroit supérieur, en
sorte que la tête de l'enfant puisse s'y engager aisément, et ne soit point en danger de
rester seule dans la matrice en se séparant du
tronc, ce qui arriveroit si l'accoucheur ne
comptant que sur ses forces, tiroit imprudemment les extrémités inférieures et le tronc de
l'enfant, à travers le grand diamètre du
détroit supérieur.

Quant à la délivrance, elle n'a été opérée
dans les trois accouchemens de *Joséphine
B**** que par extraction. Le C. *Alphonse-le-
Roy* qui pratiqua cette opération après le premier accouchement, trouva une portion du
placenta adhérente à la matrice. Cette adhérence n'a pas eu lieu, lorsque j'ai pratiqué
moi-même l'extraction dans le second et le
troisième accouchement. Je ferai même à ce

sujet une remarque importante. La matrice, après l'expulsion ou l'extraction de l'enfant à terme, se contracte par degrés, et, en se contractant, sa face interne forme des plis, des sinuosités entre lesquelles sont quelquefois retenus et entortillés les lambeaux des membranes *chorion* et *amnios* adhérentes au *palcenta*; en sorte qu'un accoucheur qui, faisant l'extraction du *placenta*, éprouve une résistance plus ou moins forte, et qui en ignore la cause, peut croire qu'il y a adhérence, et dans cette idée se déterminer à abandonner à la nature l'expulsion de ce *placenta*, tandis qu'avec un peu d'adresse et de soin, il seroit venu à bout de l'extraire sur le champ sans exposer l'accouchée au moindre danger.

La couche. Les trois couches de *Joséphine* B * * * n'ont été accompagnées d'aucun fâcheux accident. Le lait, dont la quantité est toujours en raison de celle de l'évacuation menstruelle, ne l'a jamais incommodée par son abondance, puisque, avant son mariage, *Joséphine* B * * * ne *voyoit* que tous les deux ou trois mois et en très-petite quantité. L'écoulement de l'humeur laiteuse par les mammelles et par la voie naturelle a été favorisé par le régime rafraîchissant, les légers diaphorétiques, les boissons anti-septiques les lavemens émolliens, les doux laxatifs. En

M iij

fin chaque couche, loin d'être un inconvénient pour cette jeune femme, n'a été jusqu'à ce jour, pour elle, qu'une nouvelle occasion de raffermir sa santé par l'administration des remèdes utiles à son économie, remèdes dont la multiplicité de ses occupations ou son aversion naturelle pour tout médicament auroient pu l'empêcher de faire usage, et conséquemment d'en ressentir les avantages.

CONCLUSION.

Je tire de cette observation deux conclusions importantes : 1°. qu'un *vice accidentel de configuration* du bassin peut rendre quelquefois le *travail* laborieux, mais qu'il ne sauroit opposer un obstacle invincible à l'accouchement; 2°. que toutes les fois que la matrice ne peut chasser l'arrière-faix, il est infiniment plus avantageux d'en faire l'extraction, lorsque l'adhérence n'est pas invincible, que d'en confier l'expulsion aux seuls efforts de la nature.

XIIe. OBSERVATION.

CHARLOTTE W dont le placenta étoit adhérent au fond de la matrice, en fut délivrée
par extraction, sans le plus léger accident,
deux heures après l'accouchement.*

LE 26 brumaire 1791, à deux heures du matin,
je fus mandé, rue des Canettes F. G. pour accoucher Charlotte W *, âgée de 21 ans. Le
travail fut heureux et l'accouchement se termina sans accident à cinq heures et demie très-
précises du matin, mais l'arrière-faix adhérent
au fond de la matrice ne put être expulsé
par ce viscère. Deux heures après l'accouchement je me disposai à l'en retirer. L'introduction de ma main dans la matrice causa de
vives douleurs à l'accouchée, mais je ne les
imputai qu'à l'extrême sensibilité des parties
extérieures. En moins de cinq minutes, je fis
l'extraction de l'arrière-faix; et le quatrième
jour l'accouchée fut en état de se promener
dans sa chambre : sa couche fut des plus heureuses.

RÉFLEXIONS

Sur la XIIe. Observation.

La délivrance a fixé avec juste raison l'attention des plus célèbres praticiens dans l'art des accouchemens. En effet, la délivrance est un écueil contre lequel la témérité, l'inexpérience et la timidité même peuvent échouer.

Un accoucheur téméraire, sans attendre que la matrice se contracte sur elle-même, et que ses douleurs expulsives s'établissent, tire de toutes ses forces le cordon ombilical, et s'expose par son impatience ou à rompre une portion de l'arrière-faix, ou enfin à renverser la matrice en entraînant au dehors le fond de ce viscère.

Un praticien inexpérimenté qui craint de ne pas délivrer la femme assez tôt, ou de ne pouvoir introduire ensuite la main dans la matrice, s'empresse de faire l'extraction du *placenta* encore adhérent, et expose l'accouchée ou à une hémorragie ou à une dilacération du *placenta*, ou même à une inflammation de matrice?

Enfin, un accoucheur timide qui redoute la rupture du cordon, ou le déchirement du fond de la matrice, n'ose faire l'extraction du *placenta*, et se détermine par crainte à en abandonner l'expulsion aux seuls efforts de la nature. Mais cette timidité ne peut être que le fruit malheureux de l'inexpérience qui ignore: 1°. que le tissu de l'arrière-faix est si ferme et ses vaisseaux si fortement entrelacés, qu'il ne peut se diviser lorsqu'on le tire modérément par le cordon ombilical, hors le cas d'adhérence ou de putréfaction ; 2°. que les vaisseaux ombilicaux, entortillés en forme de spirale autour d'une substance qui paroît être cartilagineuse, forment par leur réunion un cordon d'une force suffisante pour faciliter l'extraction du *placenta*, après l'expulsion ou l'extraction de l'enfant ; 3°. que la rupture du cordon ombilical entre les mains d'un homme opiniâtre, est plus souvent un bonheur qui prévient le renversement de la matrice qu'il n'est un obstacle à la délivrance, qu'un accoucheur adroit opère, dans ce cas, en pressant le fond de la matrice avec sa main gauche, tandis qu'il introduit dans la cavité de ce viscère sa main droite bien graissée, à l'aide de laquelle il saisit et entraîne le *placenta* en le tortillant.

Toutes les fois que j'ai été appelé pour faire l'extraction du *placenta* dans les cas de rupture du cordon ombilical, j'ai pratiqué cette opération avec succès, après y avoir disposé moralement et physiquement la malade, c'est-à-dire, après lui avoir fait envisager comme très-simple et peu douloureuse une opération dont son imagination troublée lui exagéroit les dangers ; et, comme l'influence du physique sur le moral dans l'économie , est toujours en raison de la mobilité et de la foiblesse actuelle des fibres , j'ai cru m'apercevoir que je persuadois d'autant plus efficacement mes malades , que j'étayois mes raisons de quelques cuillerées d'une potion calmante et antispasmodique pour émousser la sensibilité nerveuse très-grande chez les accouchées, surtout après un *travail* laborieux.

On ne conçoit pas comment un praticien tel que *Mauriceau*, a pu, au mépris des vrais principes, faire un précepte absolu de l'extraction du *placenta*, aussitôt après que l'enfant est sorti de la matrice ; *de peur*, dit-il, *que ce viscère ne se referme, et que le* placenta *ne puisse en sortir*. Une pareille erreur ne pouvoit être adoptée que par des peuples, chez lesquels l'art des accouchemens est encore au berceau. Cette pratique est en usage en Allemagne, en Pologne, et dans quelques contrées de la Russie. Je puis assurer que j'ai introduit vingt fois ma main dans la matrice, huit, douze, vingt-quatre heures même après l'accouchement, sans beaucoup d'efforts, et sans faire éprouver à l'accouchée des douleurs très-aiguës.

Il est un principe mécanique fondé sur la structure de la matrice, et généralement adopté par tous les anatomistes, que plus le fond de ce viscère se dilate, plus son orifice se resserre, comme dans la grossesse ; et au contraire, plus son fond se contracte, plus son orifice est obligé de se dilater, comme dans le *travail.* Or, tant qu'il reste dans la matrice un corps étranger, tel que le *placenta*, l'orifice de ce viscère ne se contracte qu'avec une extrême lenteur ; il est donc possible d'y introduire aisément la main, quelques heures après l'accouchement. On doit donc attendre l'expulsion du *placenta*, si aucun accident n'oblige d'en précipiter la sortie ; mais deux heures après l'accouchement, il ne faut pas balancer d'en faire l'extraction avec les plus sages précautions.

Je sais que *Ruysch* a prétendu qu'il falloit employer les plus grands efforts, et causer à l'accouchée des tourmens horribles pour tirer le *placenta* de force et par lambeaux. Mais ce savant anatomiste, ou n'a jamais fait l'extraction d'un *placenta* après l'accouchement à terme, ou il entend parler d'un petit *placenta* resté dans la matrice, après un avortement de trois ou quatre mois ; époques auxquelles l'orifice de la matrice, trop peu dilaté et promptement refermé après la sortie du fœtus, ne peut permettre l'introduction de la main, ce qui oblige d'abandonner l'expulsion du *placenta* aux efforts de la nature.

Pour moi, je suis convaincu, et d'après ma propre expérience, et d'après l'observation de quelques praticiens célèbres, qu'il est toujours très-dangereux d'abandonner aux ressources de la nature et au temps, le *placenta* ou la portion du *placenta* restés dans la matrice après l'accouchement. Le *placenta* est un corps mou et paranchimateux, susceptible d'une putréfaction très-prompte par son séjour dans un viscère humide et chaud; et ce foyer putride donna lieu trop souvent à des inflammations de matrice, à des fièvres malignes et puerpérales, à des éruptions miliaires, etc.

« Marie *Burgess* de Carrington en Cheshire, accoucha le 30 fructidor 1770. On ne fit nulles tentatives pour extraire le *placenta*. Ch. *White* (1), mandé 23 heures après l'accouchement, le retira de la matrice. Il avoit, dit cet illustre auteur, acquis, ainsi que les membranes, un caractère très-putride, comme il étoit évident par la mauvaise odeur qui s'en exhaloit et par la couleur naturelle qui étoit déja perdue. »

A cette observation qui lui est propre Ch. *White* en joint cinq autres, qu'on peut lire dans son ouvrage (2), et qui lui ont été com-

____

(1) Observ. X, pag. 364.
(2) Avis aux femmes en couche.

muniquées par des praticiens respectables. Elles viennent toutes à l'appui de mon sentiment sur les dangers qu'il y a d'abandonner l'expulsion du *placenta* aux seuls efforts de la nature. Des cinq femmes qui ont donné lieu à ces observations, la première mourut d'une éruption miliaire, accompagnée du hoquet; et les quatre autres périrent à la suite d'une hémorragie utérine, avec le *placenta* dans la matrice.

CONCLUSION.

D'où je conclus qu'on ne doit jamais abandonner aux efforts de la nature un *placenta* resté dans la matrice après l'accouchement, quand il est possible de l'extraire sans danger.

XIIIe OBSERVATION.

*GENEVIÈVE E** dont la matrice étoit sans ressort à raison de la multiplicité de ses grossesses, fut délivrée du* placenta *par extraction.*

LE 27 vendemiaire 1792, je fus appelé pour accoucher Geneviève E**, rue de la harpe, mariée depuis six ans; elle étoit en *travail* de son cinquième enfant. Comme je l'accouchois pour la première fois, je crus devoir

lui demander pour quelle raison elle avoit
quitté sa sage-femme. Son embarras et l'am-
biguité de ses réponses me firent soupçonner
que les accouchemens précédens avoient pu
être accompagnés ou suivis d'accidens fâcheux
qui l'avoient nécessitée à faire choix d'un accoucheur. J'insistai pour arracher un aveu
qui m'intéressoit; mais le parti étoit pris, je ne
sais trop pour quel motif, de me cacher la
vérité. Cependant l'accouchement fut très-
heureux; mais la matrice, épuisée sans doute
par plusieurs grossesses consécutives, ne
put expulser l'arrière-faix, ce qui me donna
lieu de présumer qu'un pareil accident étant
survenu dans l'accouchement précédent, la
sage-femme, par l'excès de son inquiétude,
avoit éveillé la prudence de l'accouchée qui
lui avoit ôté sa confiance. Quoi qu'il en soit,
deux heures après l'accouchement, voyant
que je ne devois plus compter sur la nature
pour l'expulsion de l'arrière-faix, je me déterminai à en faire l'extraction avec les précautions nécessaires, et je me convainquis, pour
la trentième fois au moins, qu'une main exercée
pratique toujours cette opération avec succès.

RÉFLEXIONS

Sur la XIIIe. Observation.

Les jeunes praticiens qui cherchent de bonne-foi la vérité, ne seront pas fâchés de voir que j'insiste en leur faveur sur un point de pratique aussi important que me l'a toujours paru l'extraction du *placenta*, afin de fixer leur incertitude sur une opération propre à triompher de tous les obstacles qui s'opposent à la délivrance.

Un des obstacles les plus fréquens à l'expulsion du *placenta* est le défaut de ressort des fibres de la matrice, ou l'insuffisance des forces expultrices de ce viscère qui, épuisé par des grossesses nombreuses et successives, n'est susceptible que du degré de contraction nécessaire pour chasser le corps de l'enfant, et conserve après l'accouchement un volume assez considérable ; en sorte que le *placenta*, après son entier décollement, y resteroit plusieurs jours et s'y altéreroit bientôt par son séjour, si l'art, venant au secours de la nature, n'en opéroit l'extraction.

Le décollement du *placenta* après l'accouchement, s'opère successivement à chaque nouvelle contraction du fond de la matrice, dont les orifices béans des vaisseaux laissent échapper un sang chaud et rutilent à mesure qu'ils se séparent des vaisseaux du *placenta.* Or, lorsque, une ou deux heures après l'accouchement, la femme ne ressent plus de douleurs, que le sang ne coule plus par intervalles de la matrice, que l'accouchée a eu plusieurs enfans consécutivement, qu'elle est très-blanche de peau, qu'elle a la fibre très-lâche, on est moralement sûr que le *placenta* détaché de la partie de la matrice à laquelle il étoit adhérent, n'y séjourne que par la seule inertie d'un viscère qui n'a plus la force de l'expulser. Alors, l'accoucheur ne doit point balancer à en faire l'extraction, puisque dans ce cas l'art vient évidemment au secours de la nature.

CONCLUSION.

Même conclusion que dans l'observation précédente, c'est-à-dire, qu'on doit toujours faire l'extraction du *placenta* deux heures après l'accouchement, à moins que son adhérence à la matrice ne soit invincible, ce qui est extrêmement rare.

XIV°

XIVe OBSERVATION.

*MARIE L*** accoucha à terme d'un enfant mort, le* placenta *précédant l'enfant, avec hémorragie utérine.*

LE 2 nivose 1791, à une heure du matin, je fus mandé pour accoucher Marie L***, qui étoit en *travail* depuis 24 heures. En arrivant chez la malade, la sage-femme me fit le détail de tout ce qui s'étoit passé depuis le commencement du *travail*. La malade avoit été saignée, et malgré cette sage précaution, elle avoit une perte considérable. Je pratique le *toucher*. La dilatation de l'orifice étoit assez grande pour permettre l'introduction du doigt indicateur, à la faveur duquel je reconnus le *placenta* bouchant hermétiquement l'orifice. A ce signe et à quelques autres de ceux dont j'ai donné le détail (1), je ne doutai point de la mort de l'enfant. Je fais un léger effort autour de l'orifice qui cède et permet au *placenta* d'avancer. La foiblesse de la malade étoit extrême; et la perte cessoit à mesure que je dilatois l'orifice. J'en conçus un favorable augure. Je fis faire une forte décoction de

______

(1) Avis aux sages-femmes , p. 98.

graîne de lin avec laquelle je fis des injections durant quelques minutes. Voilà bien certainement un accouchement laborieux avec complication de perte, d'enfant mort et de *placenta* précédant l'enfant. On va voir en deux mots ce que je fis et le succès qui couronna l'œuvre. Je dilatai l'orifice avec le doigt et à force d'injections. Quand je sentis que le fond de la matrice avoit repris son action, je fis lever la malade, je la fis soutenir de bout. A peine fut-elle dans cette attitude, que le *placenta* tomba le premier, et fraya la voie à l'enfant qui le suivit. Tout ce manége fut terminé en moins d'une heure. L'accouchée n'eut pas le moindre accident, et ses couches furent des plus heureuses.

RÉFLEXIONS

Sur la XIVe Observation.

Marie L*** étoit-elle actuellement en *travail*, lorsqu'elle fit appeler sa sage-femme? ou la sage-femme par ses manœuvres avoit-elle déterminé *le travail* avant le terme fixé par la nature ? C'est un problême qu'il me fut impossible de résoudre dans l'état actuel des choses. Un enfant mort couché sur son côté droit dans l'excavation du grand bassin; le *placenta* décollé et précédant l'enfant; la perte, le peu de dilatation de l'orifice, la foiblesse extrême de la malade, tout ce désordre me fit présumer que l'art pouvoit bien avoir provoqué la nature. Quoi qu'il en soit, je vous conjure, au nom de l'humanité, jeunes praticiens, et vous sur-tout sages-femmes, de ne point déterminer *le travail* par des attouchemens fréquens, où puissent vos mains téméraires sécher sur l'arche de la nature, pour vous épargner un infanticide.

Marie L*** a une taille au-dessus de la moyenne, et son bassin est un des plus grands et des mieux dessinés que j'aie jamais vus. L'enfant étoit petit, et dès que le fond de la matrice eut commencé à se contracter, je ne désespérai point de voir ce viscère ramener par ses propres efforts la tête de l'enfant à sa position naturelle, et la faire plonger dans l'excavation du petit bassin. En effet, à mesure que je dilatois l'orifice, les douleurs redoubloient. Dès que le moment me parut favorable, je fis lever la malade, et en présence de la sage-femme je reçus le *placenta* et l'enfant. Je suis persuadé que si je me fusse épouvanté en arrivant chez la malade, et que j'eusse été chercher les pieds de l'enfant, j'aurois beaucoup fatigué la mère, et l'accouchement n'eût pas été terminé aussi promptement.

En général, à quelque extrémité que soit

réduite une femme en *travail*, il faut l'envisager avec le sang-froid de l'expérience, de peur de s'exposer à commettre une faute irréparable par un excès de précipitation. Pour moi, je ne m'épouvante jamais, parce que j'ai acquis par une longue expérience la conviction intime qu'une femme ne peut mourir durant le *travail* que par la faute de l'accoucheur ou de la sage-femme.

Cette sage-femme qui exerce son art depuis quarante ans, ne put s'empêcher de me témoigner sa surprise, en voyant terminer par la tête un accouchement qu'elle pensoit ne pouvoir être terminé que par les pieds. Mais je lui fis sentir que le seul obstacle à l'expulsion de l'enfant ne provenoit que d'un spasme au col de la matrice, spasme qui, en empêchant la dilatation de l'orifice, rendoit inutiles les contractions de ce viscère ; delà le décollement du *placenta*, qui devoit entraîner nécessairement la mort de l'enfant.

Les injections, les extensions graduées des bords de l'orifice, une potion cordiale et antispasmodique, en rétablissant le ressort des fibres de la matrice, réparèrent tous les désordres, et préservèrent la malade des accidens fâcheux dont elle étoit menacée.

CONCLUSION.

Comptons moins sur l'art que sur la nature. Ne devançons jamais ses pas dans le *travail* de l'enfantement. Telles sont les vérités importantes qu'on se lassera d'entendre, avant que je me lasse de les répéter.

XVe. OBSERVATION.

*MARGUERITE F*** accouche d'un enfant à terme, mort durant le* travail, *par la mauvaise manœuvre d'une sage-femme. L'accouchement se termine par les pieds.*

LE 30 brumaire 1792, l'époux de Marguerite F** vint, les larmes aux yeux, me prier de voler au secours de son épouse en *travail* depuis trente-six heures. La sage-femme désespérant de terminer l'accouchement, avoit enfin consenti que je fusse appelé. J'arrive, je trouve la malade foible, souffrante et tellement épuisée, qu'elle ne se tenoit debout qu'à l'aide de deux personnes qui la soutenoient sous les bras dans cette attitude. Je pratique le *toucher*. L'enfant présentoit la nuque à l'orifice dont la dilatation étoit complette. Son dos formoit une saillie très-sensi-

ble à la partie latérale gauche du bas-ventre
de la mère, ses pieds croisés sur les fesses et
ses jambes entrelassées dans les circonvolu-
tions du cordon. En retirant ma main de la
matrice, je la vis teinte de *meconium*. Convaincu de la mort de l'enfant, et n'apperce-
vant dans l'état actuel de la malade aucun
symptôme qui me fît craindre la perte ou les
convulsions, je la fis coucher sur le champ.
Je lui ordonnai une potion calmante, et de
demi-heure en demi-heure un bon bouillon :
1°. pour lui donner le temps de réparer ses
forces épuisées par un long *travail* et par une
saignée que la sage-femme avoit jugée nécessaire pour hâter le *travail* ; 2°. pour calmer
le trouble dans lequel venoit de la jeter l'idée
d'une opération qu'elle s'imaginoit ne pouvoir
être pratiquée qu'à l'aide des *ferremens* (1).
Après lui avoir accordé deux heures pour reprendre des forces, je fis situer la malade
sur un plan horizontal, et je fis l'extraction
de l'enfant par les pieds, suivant le procédé
que j'ai exposé dans mon *Avis aux sages-
femmes* (2). Il n'y eut point d'accident, et
sa couche fut heureuse.

____

(1) Cette expression consacrée par le vulgaire dé-
signe *les forceps*, les crochets et tout l'arsenal des
Levrétistes.

(2) Page 48.

RÉFLEXIONS

Sur la XVe Observation.

J'ai dit qu'une sage-femme instruite des vrais principes de l'art des accouchemens, c'est-à-dire, qui connoîtroit parfaitement la structure des parties internes et externes de la génération de la femme; qui auroit bien saisi le mécanisme de l'accouchement naturel; qui sauroit se défier des mouvemens spasmodiques et auroit appris à ne pas les confondre avec les douleurs naturelles de l'enfantement; qui seroit bien persuadée que l'adresse supplée toujours à la force, et que la force ne tient jamais lieu d'adresse et de principes; qui dans l'accouchement par la tête abandonneroit l'ouvrage à la nature, et dans l'accouchement par les pieds, les genoux ou les fesses, ne feroit en l'aidant que seconder son procédé; qui dans la délivrance attendroit quelque temps l'expulsion du *placenta* ou en feroit l'extraction avec prudence; enfin qui dans les cas de perte ou de convulsions auroit recours sur le champ à un officier de santé : j'ai dit et je soutiens qu'une telle femme à raison de ses qualités naturelles et propres à son sexe, seroit plus apte qu'un homme à exercer cette partie de l'art des accouchemens désignée sous le nom de *travail*.

Mais qu'une femme qui, après avoir assisté à un cours d'accouchemens, bégaye à peine les mots de bassin, de matrice et de vulve, ait assez de témérité pour s'ériger en sage-femme. Mais qu'une sage-femme, après quarante années de routine, ait assez de présomption pour attendre à demander du secours que la femme en *travail* soit réduite à la dernier ex‑trémité. Ce sont-là des abus intolérables, et qu'un gouvernement sage doit s'empresser de réformer.

Le *travail* de Marguerite F ** avoit com‑mencé depuis 36 heures lorsque je fus appelé. Les mouvemens de l'enfant étoient sensibles une heure avant la saignée. Il présentoit la tête à l'orifice, et de l'aveu même de la sage-femme, cette tête fut repoussée, sous prétexte qu'elle ne présentoit pas *l'occiput*. La ma‑trone employa, mais sans succès, tous les ef‑forts pour ramener la tête à sa position na‑turelle. Enfin, la saignée termina le dévelop‑pement de ses vastes connoissances.

Il résultoit évidemment de son rapport que le *travail* étoit naturel dans le principe, mais que la fureur de se signaler et de soutenir sa réputation de bonne *travailleuse*, l'avoit en‑gagée à profiter de l'intervalle des douleurs pour disposer à son gré la tête de l'enfant qui, repoussée dans l'excavation du grand bassin, avoit été forcée de prendre la situation vicieuse dans laquelle je la trouvai. Ainsi, par son ignorance présomptueuse, cette sage-femme fut la cause première de la mort de l'enfant, et elle compromit les jours de sa malheureuse mère.

Encore un trait, et le lecteur va juger de l'inepte effronterie de cette prétendue sage-femme. A peine avois-je retiré l'enfant de la matrice, qu'elle s'en saisit, et quoique ses lèvres fussent froides et livides et que son corps fût teint du *meconium* qu'il avoit rendu dans la matrice, elle me dit avec un air de satisfaction en faisant des frictions sèches sur la poitrine de ce petit cadavre, *laissez, laissez-moi faire, j'en ai fait revivre qui étoient plus morts que celui-là.* Poussé à bout, dans un mouvement d'impatience, il m'échappa de lui dire; j'ignore si vous avez l'art de ressusciter les morts, mais je sais que vous possédez au suprême degré celui de tuer les vivants.

De nos jours, il est vrai, les sages-femmes n'accouchent plus guère que les habitantes des faubourgs, mais la classe indigente est-elle donc, je ne dis pas humainement mais politiquement, moins précieuse à la société que la classe opulente? Non sans doute, et j'ose me flatter que le génie de la liberté viendra réaliser enfin ses rêves heureux qui consolent quelquefois la philosophie des malheurs de l'humanité.

CONCLUSION.

Ou les femmes sont propres à la pratique de l'art des accouchemens, ou elles ne le sont point. Dans le premier cas, il faut leur fournir tous les moyens d'instruction nécessaires à la pratique de leur état. Dans le second cas, il faut leur en interdire absolument l'exercice. Mais dire avec nos *Levretistes* que les femmes sont dans l'impossibilité physique et morale de diriger seules le *travail* de l'enfantement, et cependant confier la premiere école-pratique de l'Europe à une sage-femme, dont la réputation, en dix huit années de pratique, ne s'est pas étendue au-delà de l'hospice qui la renferme, c'est-là une inconséquence dont je connois, mais dont je ne révélerai point la cause pour l'honneur des maîtres de l'art.

XVIe. OBSERVATION.

*CAROLINE G** fut atteinte de convulsions durant le* travail.

LE 16 thermidor 1788, Caroline G**, âgée de vingt-un ans, très-forte et d'un tempérament sanguin, enceinte pour la première fois, fut attaquée de convulsions violentes au commencement du *travail*. Sa sage-femme me fit appeler sur le champ. Je trouvai la malade sans connoissance ; une salive écumeuse sortoit de sa bouche ; son teint étoit violet ; le pouls plein et concentré ; l'orifice de la matrice très-resserré. J'ordonnai à l'instant même la saignée du bras, une potion anti-spasmodique, le nitre à fortes doses, un lavement émollient et de fréquentes injections à l'orifice de la matrice, avec la décoction de graine de lin. De demi-heure en demi-heure, je renouvelois ces injections. La chaleur du jour étoit extrême ; l'orage menaçoit, et l'on respiroit à peine dans une chambre peu spacieuse, située au midi, immédiatement sous le toit, dans un pavillon du jardin. La réverbération du soleil et la présence des personnes que la curiosité ou le desir de se rendre utiles y avoit attirées, ayant rendu ce séjour inhabitable , je fis transporter la malade dans une chambre beaucoup plus vaste, située au nord , et je ne retins que les femmes dont j'avois absolument besoin. Cette précaution diminua en peu de temps la violence des symptômes. Cependant la perte de connoissance étoit permanente , et conséquemment le danger toujours imminent. Je donnai des douches à l'eau glaciale , et je redoublois les injections à l'orifice qui commençoit à se dilater. Instruit par ma propre expérience , et par l'observation des plus célèbres praticiens, que le vrai remède aux convulsions qui surviennent durant le *travail* , est de terminer l'accouchement le plus promptement possible , j'étois bien résolu de ne pas perdre un seul instant pour arracher deux victimes à la mort. Je commençai donc à dilater l'orifice , d'abord avec le doigt indicateur seul , ensuite formant un dilatatoire , ou pour me servir d'un terme technique assez bisarre , un *speculum matricis* , avec le pouce , le doigt indicateur et le doigt du milieu de la main droite , je vins à bout en peu de temps d'introduire ma main dans la matrice. Je tirai par les pieds l'enfant qui a vécu , et que la mère a nourri de son sein. Les convulsions cessèrent peu de temps après l'accouchement. La couche fut sans ae- accident.

Une circonstance bien digne de remarque, c'est que les mouvemens convulsifs qui avoient commencé avec l'orage, s'accrurent dans le même rapport, et se terminèrent avec lui.

RÉFLEXIONS

Sur la XVIe. Observation.

J'ai dit dans mes Réflexions sur la VIIe. Observation, que la cause première des convulsions, est l'excès de mobilité ou de facilité avec laquelle la fibre se contracte. Cette mobilité est d'autant plus grande que la fibre est plus grêle, moins forte et plus abreuvée d'humidité.

« Les observations des meilleurs praticiens, dit *Baumes* (1), nous ramènent vers ce principe que *la mobilité du système est en raison de la foiblesse, du relâchement et de la délicatesse des parties du corps vivant.* De ces qualités apparentes dépendent la réaction extrême du *sensorium*, la grande sensibilité des nerfs, et le trop de mobilité des muscles. »

Le C. *Forestier* au contraire assure que la mobilité et l'extrême foiblesse des fibres du

____

(1) Voyez son *mémoire sur les convulsions*, ouvrage qui a obtenu, à si juste titre, deux couronnes académiques, p. 16.

nouveau-né sont des dispositions très-éloignées aux convulsions dans cet instant de la vie. Sa réponse à la lettre suivante, va mettre le lecteur à portée de juger de la solidité des bases sur lesquelles cet accoucheur établit un sentiment aussi étrange.

Lettre du C. Sacombe, médecin - accoucheur, au C. évêque de Paris, insérée dans le journal du soir, rédigé par Etienne Feuillant, le 9 ventose 1792.

Depuis que j'exerce dans la capitale une partie essentielle de la médecine, l'art des accouchemens, j'ai eu plusieurs fois occasion d'observer que l'usage imprudent de verser, sur-tout en hiver, de l'eau froide sur la tête des enfans, en leur conférant le baptême, est pour ces êtres imparfaits une cause plus ou moins funeste de convulsions. Une nouvelle observation que vous ne pourrez lire sans intérêt, m'impose la nécessité de vous dénoncer un abus dont la réforme seroit un objet bien digne de votre sagesse.

Le 27 pluviose, j'accouchai une femme jeune, bien portante, qui mit heureusement au monde un fils sain et vigoureux. Le nouveau-né allaité par sa mère a rempli toutes les fonctions dont le libre exercice atteste la meilleure constitution physique. Le 28 à 7 heures du soir, il a reçu le baptême, et il est mort le même jour à 11 heures et demie dans une attaque violente de convulsions dont les premiers symptômes s'étoient manifestés peu de temps après la cérémonie. L'ouverture du petit cadavre a fait voir un léger engorgement des vaisseaux du cerveau, effet naturel de la cause qui l'a produit.

Pour vous donner une idée des dangers de cette pratique, il suffira de vous observer : 1°. qu'à raison de la mobilité et de la foiblesse extrême de ses fibres, le nouveau-né est dans une disposition très-prochaine aux convulsions; 2°. que le cerveau est l'origine commune des nerfs; 3°. que le prêtre verse précisément l'eau sur la *fontanelle*, partie supérieure de la tête où le cerveau n'est recouvert que de ses membranes; 4°. qu'une tête brûlante peut recevoir et reçoit malheureusement trop souvent le coup mortel, par la seule température du fluide dont on l'inonde.

Sans être théologien, je pensois que l'effusion de l'eau tiède sur une main de l'enfant, suffiroit pour la validité du sacrement, et rempliroit le vœu d'une religion dont l'esprit fut toujours de faire des saints et non des martyrs. Je suis, etc.

Réponse du C. Forestier, maître en chirurgie-accoucheur, à la lettre ci-dessus, le 11 ventose 1792.

1°. Et moi aussi, j'exerce dans la capitale une partie essentielle de la médecine, l'art des accouchemens; je n'en suis pas plus instruit pour cela de l'impression que cause sur la tête des enfans nouveau-nés, l'eau froide que verse le prêtre en leur conférant le baptême. Je ne parlerai donc pas, comme vous, d'après mes observations, j'emprunterai seulement le témoignage d'un grand nombre de sages-femmes et de gardes qui m'ont attesté que la majeure partie des enfans ne crioient même pas au moment de l'effusion de l'eau froide.

2°. Peut-être ce liquide à la glace versé sur la tête d'un enfant qui sort du sein de sa mère au moment où il est encore dans cet atmosphère chaud et humide, peut-être, dis-je, ce grand contraste pourroit-il lui causer quelque impression violente? Je vous avouerai cependant avoir employé ce moyen avec succès pour en rappeler à la vie lorsqu'ils étoient trop fatigués en venant au monde (1).

3°. Etayé de mes connoissances et de ma raison, je ne puis admettre votre théorie, lorsque vous citez la mobilité et l'extrême foiblesse des fibres du nouveau-né, comme disposition très-prochaine aux convulsions; j'ose au con-

____

(1) *Credat judæus apella, non ego.*

traire

traire vous assurer qu'elle en est une éloignée dans cet instant de la vie.

4°. La tête de l'enfant n'est plus brûlante 24 ou 36 heures après sa naissance, et le peu d'eau que le prêtre verse (le plus souvent au-dessous de la fontanelle), ne porte pas un coup mortel à ces *êtres imparfaits*.

5°. Comme médecin, vous devez connoître les propriétés de l'eau froide sur l'économie animale, je n'entrerai donc pas dans une plus longue discussion physiologique, pour vous assurer que votre observation ne prouve autre chose, si non qu'un enfant sain et vigoureux est mort quatre heures après avoir été baptisé; mais qu'elle ne démontre pas la cause de cet accident.

6°. Comme accoucheur, un sexe aimable et intéressant a sur-tout droit à vos égards. Cessez donc d'inquiéter des mères sensibles qui, à peine remises des douleurs de l'enfantement, tremblent encore pour le chaste fruit de leurs amours. Ne jetez pas une fausse terreur dans l'ame de ce prélat (1), ami de l'humanité. Enfin, par respect pour notre religion, laissez nos prêtres exercer librement les cérémonies accoutumées du culte.

______

(1) *Gobet*, dont la mort tragique a depuis couronné les œuvres. *Talis vita, talis mors.*

J'ose m'en flatter, vous ne trouverez pas mauvais non plus, que je cherche à arrêter l'impression dangereuse que pourroit causer sur l'esprit de mes concitoyens, *la lettre d'un médecin à l'évêque de Paris sur les dangers du baptême*. Je suis, etc.

Réfutation. Le C. *Forestier* ne trouvera pas mauvais, que je cherche à mon tour à arrêter l'impression dangereuse que pourroit causer sur l'esprit des jeunes praticiens une lettre qui me paroît contrarier les vrais principes.

1°. Le chirurgien *Forestier* nous apprend *qu'il exerce dans la capitale une branche essentielle de la médecine, et qu'il n'en est pas plus instruit pour cela*, etc. Cet excès de modestie ne sauroit nuire à sa réputation, et quand toutes les sages-femmes et toutes les gardes de Paris viendroient nous attester ce fait, nous revoquerions en doute leur témoignage, quoiqu'elles nous paroissent très-dignes de foi, lorsqu'elles assurent que la majeure partie des enfans ne crient même pas au moment de l'effusion de l'eau froide. En effet, pour crier, il faut en avoir la force; mais de ce que la plupart de ces petits malheureux sont trop foibles pour crier, s'ensuit-il qu'ils ne reçoivent point l'impression fatale d'un fluide qui les glace ? Autant vaudroit dire que les nouveau-nés qui s'enrouent à force de crier au moment de l'effusion de l'eau, manifestent ainsi la sensation du plaisir qu'ils, éprouvent.

2°. Le C. *Forestier* nous avoue ingénument *qu'il a rappelé à la vie des nouveau-nés, en leur jetant sur la tête de l'eau à la glace.* Voilà ce qu'on appelle des coups de maître. *Gaudeant bene nati.*

« Selon l'axiome que tout changement subit est dangereux, dit *Baumes* (1), les lavages froids ne conviennent point au frêle enfant qui vient de naître. Si l'on m'oppose les succès de celui qu'on a lavé dès le lendemain qu'il a vu le jour (2), je me contenterai d'admirer ce téméraire exemple ; mais quel motif aurai-je d'en donner un nouveau ? N'est-ce point assez que l'impression de l'air décide dans le nouveau-né des révolutions plus ou moins fortes, sans aller, par les lavages froids, surajouter à la crise qui commence son existence ? »

3°. Le C. *Forestier* s'étaie, dit-il, *de ses connoissances et de sa raison* pour nier que la mobilité et l'extrême foiblesse des fibres du nouveau-né soit une disposition très-prochaine

---

(1) Mémoire sur les convulsions, p. 26.

(2) Le fils du C. Fourcroy. Voyez l'ouvrage de cet auteur : *les enfans élevés dans l'ordre de la nature.*

aux convulsions. Mais je le prie d'être bien persuadé que cette opinion, qu'il lui plaît d'appeler ma théorie, est celle des plus fameux praticiens.

4°. Si le C. *Forestier*, au lieu d'emprunter le témoignage des sages-femmes et des gardes, eût assisté lui-même, en hiver, à la cérémonie du baptême, il seroit plus instruit qu'il ne paroît l'être, et de la quantité d'eau que le prêtre verse sur la tête du nouveau-né, et de la partie sur laquelle il la verse, et des hurlemens que l'effusion de cette eau glacée fait pousser à l'enfant. L'expression *d'êtres imparfaits* qu'il a soulignée, paroît l'avoir choqué. Cependant voici des vérités anatomiques qu'il est impossible de révoquer en doute.

« D'exactes dissections, dit *Baumes* (1), nous apprennent combien, dans le premier période de la vie, la machine humaine est imparfaite, relativement à ce qu'elle sera lors de son entier développement. En effet les parties sont mal prononcées; tous les os auxquels il manque le degré de dureté et de solidité qu'ils doivent avoir un jour, sont surmontés d'épiphyses; les sutures du crâne sont mal affermies, et certains os de cette boîte

____

(1) Mémoire sur les convulsions, p. 12.

osseuse si importante, à demi-formés encore, laissent sur le sommet de la tête une fontanelle assez considérable. La tête de l'enfant est en raison majeure au reste du volume de son corps, comparée à celle d'un adulte, celle-ci étant comme 1 à 8, au lieu que l'autre est de 1 à 3. La masse du cerveau, proportionnée à la cavité cérébrale, est d'un tissu plus mou et plus humide ; les nerfs sont aussi respectivement beaucoup plus gros, les ganglions sont pareillement beaucoup plus grands ; et, en général, la gaîne nerveuse a été trouvée plus rouge. Une peau fine et tendre recouvre des muscles grêles, délicats, et abreuvés de beaucoup d'humidités : tout l'organe cellulaire, outre son tissu, sensiblement plus foible et plus lâche, abonde en mucosité ténue, telle qu'on l'a rencontrée à peu près dans le corps des adultes cachectiques. Les élémens des fibres sont liés par un *gluten* de peu de consistance ; et la membrane interne de la tunique propre des artères, dans laquelle réside la force de ces vaisseaux dans l'homme, est d'une texture infiniment plus délicate et plus molle encore que dans la femme. J'ai parlé du cerveau. Le cœur est, eu égard au systême vasculeux, plus fort et plus grand que chez les hommes faits. Le foie et le pancréas sont tellement volumineux, qu'ils remplissent une grande partie du bas-ventre ; et l'abondance de leur secrétion répond à leur volume. Les biles cystique et hépatique sont peu amères. Le tissu parenchymateux des viscères participe de l'organisation des muscles, et la masse cellulaire qui contribue à les former, n'a pas des qualités differentes. L'on sait qu'il existe dans l'enfant des parties surnuméraires, et qui doivent commencer à s'effacer dès qu'il a vu le jour. Enfin, les ongles, quoique moins mous et moins minces que dans le fœtus, sont bien loin encore de cette texture ferme qu'ils ont chez les adultes.

Un poëte célèbre, à qui ces vérités anatomiques n'étoient pas étrangères, a dit en s'adressant aux mères de famille :

> À vos soins maternels la nature confie
> Ces *êtres imparfaits* qui commencent la vie (1).

5°. Le C. *Forestier* présume que, comme médecin, je connois les propriétés de l'eau froide sur l'économie animale ; mais en cela, il me fait beaucoup plus d'honneur que je ne mérite, car j'ignorois, avant qu'il me l'apprît, que l'eau à la glace eût la merveilleuse propriété de *rappeler à la vie les nouveau-nés, trop fatigués en venant au monde :* tandis que je pensois, avant qu'il vînt me tirer

---

(1) *Saint-Lambert,* poëme des saisons.

d'erreur, que l'effusion de l'eau froide versée en hiver sur la tête de l'enfant bien sain et bien nourri, avoit pu être la seule cause des convulsions dont il fut atteint presqu'aussitôt, et dont il mourut quatre heures après la cérémonie du baptême.

6°. Enfin, quand j'écrivois à l'évêque de Paris, pour éclairer sa religion et prévenir un nouveau malheur, aurois-je dû m'attendre qu'un chirurgien *qui exerce dans la capitale une partie essentielle de la médecine*, qu'un anatomiste, qu'un physicien m'accuseroit au tribunal du beau sexe, d'avoir manqué aux égards qui lui sont dus, d'inquiéter des mères sensibles, de jeter une fausse terreur dans l'ame d'un prélat, ami de l'humanité, de manquer de respect à notre religion, et de troubler nos prêtres dans les cérémonies du culte? Aurois-je dû m'attendre que le C. *Forestier*, interprétant malignement la gaieté du journaliste (1), me prêteroit la coupable intention de prêcher l'irréligion, en cherchant à persuader que le baptême étoit dangereux; tandis que je n'avois d'autre but que de manifester une vérité que le C. *Forestier* lui-même ne

______

(1) Le titre du journal portoit ces mots : *Lettre d'un médecin à l'évêque de Paris, sur les dangers du baptême.*

m'auroit point contestée, s'il se fût étayé de *ses connoissances et de sa raison*, je veux dire qu'il y a non-seulement de l'imprudence, mais de l'inhumanité à verser, en toute saison, et sur-tout en hiver, de l'eau froide sur la tête des nouveau-nés, en leur conférant le baptême.

Au nom de la nature et de l'humanité, j'exhorte de nouveau les parens tendres et éclairés à ne point négliger pour leur propre intérêt l'avis que je leur donne. Nos prêtres nous faisoient payer assez cher les cérémonies religieuses, pour qu'ils fussent tenus de fournir de l'eau chaude, lorsque l'intérêt de la société exigeoit de leur part ce léger sacrifice.

Mais revenons au principe qui n'a encore été contesté que par le C. *Forestier*, je veux dire que *la mobilité du systême est en raison de la foiblesse, du relâchement et de la délicatesse des parties du corps vivant.*

Cette foiblesse, ce relâchement, cette délicatesse proviennent du défaut d'exercice, de l'état de mollesse et d'inaction, de l'intempérature et des vices de l'atmosphère dans lequel les femmes enceintes, naturellement délicates ou pléthoriques, vivent dans le cours de leur grossesse.

Je reconnois donc deux causes générales qui déterminent les convulsions chez les femmes en *travail*, savoir ; la foiblesse extrême ou l'inanition et la pléthore.

1°. La foiblesse extrême résulte ou du défaut d'alimens ou de l'usage d'alimens de mauvaise qualité, et de l'excès de diverses excrétions.

Les femmes enceintes qui ont des dégoûts, et qui aiment mieux se livrer à leur imagination que de se faire violence en prenant la raison pour guide dans le choix des alimens, non-seulement mangent très-peu, mais souvent elles font usage d'alimens peu succulens qui, loin de les nourrir, surchargent leur estomac, en dérangent les fonctions, et les affoiblissent de jour en jour, au lieu de les fortifier ; ensorte qu'au terme de l'accouchement elles sont dans cet état de foiblesse extrême qui constitue la première cause générale des convulsions.

Les femmes enceintes sont sujettes à des excrétions dont l'excès les fait tomber dans un épuisement extrême ; telles sont le vomissement, le cours-de-ventre, l'incontinence d'urine, les pertes, etc.

Le vomissement qui est lui-même une convulsion lorsqu'il est opiniâtre, dispose aux mouvemens convulsifs, et par l'affoiblissement qu'il procure, et par l'irritation sympathique qu'occasionne le travail convulsif du viscère affecté.

Une diarrhée excessive a les mêmes dangers qu'une hémorragie; elle énerve les femmes enceintes, et les jette dans l'épuisement, à la suite duquel surviennent les affections spasmodiques. La diarrhée a encore un inconvénient; en dépouillant les intestins de leur mucosité, elle laisse à nu les nerfs de ces parties, et cet état de sensibilité habituelle se propage dans tous les points de l'économie.

Quoiqu'il y ait peu d'exemples de convulsions occasionnées par l'inanition provenant du flux d'urine excessif chez les femmes enceintes, cependant on doit croire qu'il doit y avoir quelque part, parce que plus les évacuations seront multipliées, et plus on courra les risques de l'inanition et de ses effets.

Enfin, quant aux pertes considérables ou même modérées, mais fréquentes, personne ne doute qu'elles n'affoiblissent prodigieusement les malades, et qu'elles ne disposent aux convulsions qui reconnoissent pour cause la foiblesse extrême. Les observations sur cette matière sont assez multipliées, pour que je me dispense de rapporter de nouvelles autorités.

Ce qui prouve incontestablement que la

foiblesse extrême qui suit les excrétions trop abondantes, non-seulement dispose aux mouvemens convulsifs, mais encore cause des convulsions très-graves, c'est qu'on ne saigne jamais un animal jusqu'à la mort, qu'il ne soit agité de violentes convulsions avant d'expirer; c'est que les mêmes accidens se manifestent chez les ascitiques, si l'on a l'imprudence, en faisant la ponction, de les débarrasser tout-à-coup du volume total des eaux. Enfin, on a vu des hommes très-courageux devenir pusillanimes, tomber dans une mobilité extrême, et éprouver des convulsions par l'impression des causes les plus légères, lorsqu'ils ont été épuisés par des blessures qui leur ont fait verser une grande quantité de sang.

2°. La seconde cause générale des convulsions qui surviennent aux femmes en *travail* est la pléthore. La pléthore, tendant les fibres par son volume, gênant la circulation du sang par sa masse, rendant le travail secrétoire inégal par l'inertie de son poids, doit produire des affections spasmodiques de toute espèce.

La pléthore est générale ou locale. L'une et l'autre produisent également les convulsions. La première, par la compression permanente faite sur les rameaux des nerfs, compression qui est très-propre à les agacer et à en troubler les fonctions. La seconde, par l'engorgement douloureux qui devient un foyer d'irritation, capable d'exciter la mobilité dans le viscère qui en est le siège.

La vie molle et sensuelle, l'intempérance, le défaut d'exercice, un sommeil trop prolongé, l'oisiveté, l'usage d'alimens trop succulens donnent lieu à la pléthore.

Les signes qui décèlent la pléthore sont une belle carnation, la couleur rouge violette du visage, le gonflement du cou, la vivacité des yeux, la plénitude des veines jugulaires et des artères temporales, la gêne de la respiration. Le concours de tous ces signes annonce la pléthore sanguine *vraie*, qu'il faut bien se garder de confondre avec la pléthore *fausse*, c'est-à-dire, avec celle qui n'est occasionnée que par une raréfaction actuelle du sang, et qui exige un traitement bien différent.

Les convulsions, quelle que soit la cause qui les produit, constituent l'accident le plus fâcheux pour les femmes en *travail*. Les meilleurs praticiens s'accordent à dire que les mouvemens convulsifs qui surviennent durant le *travail*, compromettent les jours de la mère et de l'enfant, et que cette funeste maladie triomphe le plus souvent des secours de l'art les plus prompts et le plus sagement administrés. Cependant il faut convenir que le

danger des convulsions durant le *travail* est
en raison de la cause qui les produit, et de
l'intensité actuelle de cette cause dans le sujet
qui en est atteint. Par exemple, les convulsions occasionnées par la pléthore, sont plus
dangereuses que celles qui proviennent d'un
excès de foiblesse. De deux femmes pléthoriques, attaquées de convulsions, la plus sanguine est la plus dangereusement affectée.
Enfin, de deux femmes atteintes de convulsions par inanition, la plus foible est toujours
celle des deux qui est le plus en péril, et pour
elle-même et pour l'enfant qu'elle porte dans
son sein.

La matrice, centre de toutes les affections
chez les femmes, reçoit toujours la première
impression du spasme convulsif; aussi l'enfant périt-il toujours avant la mère. Mais
bientôt son action se porte sur la masse cérébrale, et delà sympathiquement dans toute
l'économie.

L'état convulsif le plus dangereux est celui
dans lequel une femme en *travail*, ayant
perdu toute connoissance, reste dans un as-
soupissement constant, écume de la bouche,
respire difficilement, et, dans l'inspiration, fait
entendre un ronflement désagréable, tandis
que l'orifice de la matrice est très-peu dilaté.

Le remède le plus efficace aux convulsions

qui surviennent durant le *travail*, est l'accouchement. Mais l'accouchement n'est pas toujours possible ; et le grand art de l'accoucheur, dans ces circonstances critiques, consiste à savoir employer à propos les moyens les plus propres à hâter la dilatation de l'orifice, pour terminer l'accouchement qu'il est toujours prudent de faire par extraction, en allant chercher les pieds de l'enfant.

Je réduis à cinq principaux, ces moyens d'exécution que l'art doit employer isolés ou combinés, suivant les circonstances. Ces moyens sont : 1°. la saignée du bras ; 2°. les douches à l'eau froide ; 3°. la dilatation artificielle et graduée de l'orifice interne de la matrice ; 4°. les injections faites à ce même orifice ; 5°. les secours internes ou médicaux.

1°. On pratique la saignée du bras dans les convulsions par pléthore sanguine ; et, tandis que l'accoucheur cherche à dilater l'orifice avec son doigt indicateur, un aide a le soin de placer le sien sur l'ouverture de la veine pour arrêter le sang ou le laisser jaillir au besoin : car une saignée trop abondante, en diminuant la pléthore, diminueroit aussi les forces de la malade, et l'excès de foiblesse seroit une double cause de convulsions ; au lieu que plusieurs petites saignées opèrent insensiblement et par degrés le relâchement des fibres de l'orifice, sans faire tomber dans l'épuisement.

La saignée à la jugulaire est toujours dangereuse, parce que la prompte circulation qu'elle procure, fait passer la malade d'un extrême dans un autre non moins dangereux que le premier, et la jette souvent dans l'état comateux.

La saignée du pied a presque toujours des suites fâcheuses, parce qu'en opérant une prompte révulsion, elle gorge de sang la matrice; et cette pléthore locale, en surchargeant ce viscère, y établit un foyer d'irritation qui doit produire des affections spasmodiques de toute espèce.

Si les mouvemens convulsifs ne proviennent que de la raréfaction du sang, loin de pratiquer la saignée, par une erreur qui deviendroit bien funeste sans doute, on a recours aux boissons délayantes et anti-phlogistiques, au nitre, aux acides végétaux, à l'élixir acide de vitriol, pour appaiser l'effervescence du sang raréfié ou par la chaleur de l'atmosphère, ou par l'effet d'une passion violente, ou enfin par l'usage, quelquefois même par l'abus des liqueurs spiritueuses durant le *travail*, sous prétexte de prendre de nouvelles forces.

2°. Les douches d'eau à la glace dans laquelle on a fait dissoudre une once de nitre pour chaque pinte d'eau, sont très-efficaces contre les convulsions qui reconnoissent pour cause l'excès de foiblesse. Mais le succès qu'on doit en attendre tient essentiellement à la manière de les administrer. Ce n'est point en jetant des seaux d'eau à la glace sur la tête ou le ventre de la malade, qu'on peut se flatter de réussir; mais en divisant le fluide de manière que plusieurs colonnes d'eau viennent frapper vivement et toutes à-la-fois une grande étendue de la surface du corps de la malade. Il n'est personne qui n'ait éprouvé, ou qui ne puisse en faire l'expérience, qu'un nombre infini de gouttes d'eau lancées par un bras nerveux, avec un goupillon, sur la figure ou sur toute autre partie du corps nu, produisent une sensation mille fois plus vive que la chute d'une forte colonne, telle qu'un seau d'eau qui vient frapper une seule partie du corps. On sait qu'une des tortures les plus cruelles, employées il y a quelques années pour arracher la vérité à des hommes condamnés au dernier supplice, consistoit à étendre ces malheureux sur un plan horizontal, et à faire tomber perpendiculairement à dix pieds de haut, une seule goutte d'eau fraîche dans le creux de l'estomac. La sensation qu'ils éprouvoient, étoit si douloureuse que, de l'aveu

même

même du patient, la chute de cette seule goutte d'eau avoit égalé pour lui celle d'un poids de cent livres. Et souvent on a vu des accusés confesser un crime qu'ils n'avoient point commis, pour ne pas s'exposer une seconde fois aux angoisses d'une torture aussi cruelle.

Mon illustre maître C. *White* me confirmoit un jour de vive voix ce que j'ai lu depuis dans son ouvrage sur les *incommodités de la grossesse*, qu'il a vu résulter les plus heureux effets du bain froid pris dans une baignoire à l'écossaise, dont voici la forme. La machine qui contient l'eau, est faite d'étain, et est suspendue au-dessus de la tête de la malade, qui se tient dans une baignoire vide et environnée de couvertures fixées à cette machine. Lorsque tout est ainsi préparé, la malade tire un cordon, et l'eau tombe sur elle à travers une passoire.

De tous ces faits, j'ai conclu par analogie, et l'expérience m'a convaincu, que la manière de donner les douches pouvoit ajouter à leur efficacité dans le cas de convulsions durant le *travail* de l'enfantement. En effet, je me suis toujours bien trouvé de les administrer de la manière suivante. Je mets cinq à six pintes d'eau dans un arrosoir ordinaire ; j'y fais dissoudre une demi-livre de sel de nitre ; et, im-

P

médiatement après cette dissolution, je fais arroser le corps de la malade. Les sensations qu'elle éprouve dans ces aspersions sont si vives, que j'ai vu des femmes en *travail* reprendre tout-à-coup l'usage de leurs sens, et se plaindre des tourmens qu'on leur faisoit éprouver.

La dilatation de l'orifice de la matrice, c'est-à-dire, l'insertion du doigt indicateur entre les corps renfermés dans la matrice et les bords de l'orifice de ce viscère pour en opérer la dilatation, est un troisième moyen que l'on doit employer pour hâter l'accouchement qui est le but auquel on doit tendre. Cette opération faite avec ménagement, n'a point l'inconvénient que je lui ai reproché avec juste raison, dans le *travail* de l'enfantement naturel où il s'agit de temporiser, et non d'agir, tandis que dans l'accouchement laborieux par convulsions, il seroit dangereux de perdre un seul instant. D'ailleurs, quand cette dilatation artificielle est précédée, accompagnée ou suivie de la saignée du bras, on n'a rien à craindre de l'inflammation produite par les attouchemens fréquens, mais nécessités à raison des circonstances, et toujours faits avec les plus sages précautions.

4°. Comme l'utilité des injections adoucissantes et relâchantes ne sauroit être contestée

par les praticiens éclairés, je n'insisterai point
sur la nécessité de ce quatrième moyen, dans
la vue de dilater l'orifice interne de la matrice. Moins jaloux de donner un ouvrage volumineux qu'un ouvrage utile, je cherche à
dire beaucoup en peu de mots, toutes les fois
que je puis allier la précision à la clarté.

5º. L'usage de ces moyens mécaniques ou
externes n'exclut pas sans doute celui des remèdes internes ou médicaux, tels que les
délayans, les humectans, les tempérans, les
adoucissans, les anti-spasmodiques, les potions
légèrement cordiales, etc. De ce nombre sont
les tisanes nitrées, l'eau de veau, de poulet,
le petit lait ; les émulsions, l'infusion des
feuilles d'oranger, les eaux distillées de fleurs
d'orange et de tilleul ; le succin, le castoreum,
le musc, la poudre de guttete, etc. J'observerai seulement que l'administration de ces
remèdes ne sauroit être confiée au premier
venu, mais à un praticien sage et éclairé,
par la raison que tel médicament qui convient dans le relâche ne convient point dans
le paroxisme, et que la moindre erreur en
pareil cas peut devenir dangereuse.

La matière électrique plus ou moins ré-
pandue dans l'atmosphère ; la matière électrique, cause très-probable de la foudre et des
effets de ce phénomène ; la matière électrique

si puissamment attirée par les animaux (1), a-t-elle eu quelque influence sur une attaque convulsive, dont les progrès ont suivi physiquement ceux de l'orage? Oui, sans doute. Mais, libre de toute hypothèse, je détourne en ce moment mes regards d'un objet digne des plus sérieuses réflexions, pour ne pas perdre de vue le seul but où je tends, la vérité démontrée par l'expérience et l'observation.

CONCLUSION.

Les convulsions durant le *travail* sont toujours fâcheuses et souvent funestes, soit à la mère, soit à l'enfant, quelquefois même à l'une et à l'autre. L'accouchement en est le remède le plus efficace. Il faut donc le hâter par tous les moyens que l'expérience et l'observation dirigées par la prudence nous ont démontré être les plus avantageux.

----

(1) L'électricité est puissamment attirée par les animaux, les végétaux, les métaux, les édifices élevés, tandis qu'elle évite, en quelque sorte, la rencontre des corps vitreux et résineux, de la soie, etc., ce qui sert à expliquer les effets singuliers de la foudre.

PRÉCEPTES GÉNÉRAUX

LA COUCHE.

LA femme, durant tout le temps de la grossesse et du *travail*, est un être privilégié auquel la nature semble accorder une protection spéciale, soit pour la récompenser d'avoir payé son tribut, en reproduisant son semblable, soit pour conserver à sa tendresse le dépôt précieux qu'elle porte dans son sein. Ainsi, l'on peut dire en général d'une femme enceinte ou en *travail*, qu'elle ne peut périr que de mort violente ou par l'impéritie de la personne qui l'accouche.

Mais immédiatement après l'accouchement, la femme rentre dans la classe ordinaire. En butte aux préjugés, elle en devient tôt ou tard la victime. Elle paie jusqu'aux moindres imprudences de la grossesse; et si, mère barbare, elle ferme l'oreille au cri de la nature, la nature se venge quelquefois alors de son insensibilité par la mort la plus prompte.

La couche est donc l'époque la plus orageuse pour les femmes, et la partie de l'art la plus difficile à traiter pour les officiers de santé (1). Apprenons aux premières à secouer le joug des préjugés, engageons les seconds à donner moins à l'art qu'à la nature, soit dans le régime, soit dans le traitement des maladies des femmes en couche.

La femme, après la délivrance, a besoin de se délasser des fatigues de l'accouchement. Il est bon de lui laisser prendre au moins une heure de repos sur le lit même du *travail*. Mais il ne faut pas lui permettre de se livrer au sommeil, à moins que la matrice, revenue sur elle-même, ne soit dure au *toucher*, et que le fond de ce viscère n'oppose une assez forte résistance à la main qui le presse.

Pendant le sommeil toutes les parties se relâchent; relâchement qui s'oppose à ce que la matrice se contracte suffisamment pour resserrer les orifices béans de ses vaisseaux, d'où

---

(1) Je n'entends parler ici, ni de ces ex-ministres du culte qui, métamorphosés en officiers de santé, tuent révolutionnairement, pour gagner leur vie, ceux qu'ils se seroient contentés d'enterrer religieusement après leur mort; ni de ces barbiers anatomistes, que je ne saurois mieux comparer qu'à nos cochers de fiacre qui connoissent parfaitement les rues, les carrefours, les places, les culs-de-sac de Paris, sans s'embarrasser des usages, du caractère, du génie et des mœurs de ses habitans.

peut résulser une perte à laquelle plusieurs femmes ont succombé, l'état de foiblesse étant masqué par le sommeil de manière à ne pas faire soupçonner qu'elles puissent avoir besoin de secours prompts et efficaces, et lorsqu'on veut les éveiller, on les trouve mortes. *La Motte* et *Mauriceau* en ont fait plusieurs fois la triste expérience, et leur aveu dicté par la bonne foi, est une leçon précieuse pour les jeunes praticiens qui, voulant se donner quelquefois un air d'importance et d'occupation, affectent d'abandonner les femmes immédiatement après leur délivrance et les exposent à périr d'une hémorragie utérine, faute de secours. Ces petits moyens, ces pitoyables stratagèmes ne peuvent qu'en imposer aux sots, et sont indignes d'un homme de mérite qui aime à fonder sa réputation sur une base plus solide.

Aussitôt après l'accouchement, il faut avoir soin d'enlever de la chambre de l'accouchée l'arrière-faix, les linges, les déjections et jusqu'aux moindres traces de sang écoulé de la matrice, de peur que ces matières par leur prompte altération ne corrompent l'air qui doit être pur et sans odeur même agréable.

Après l'accouchement en général et surtout après celui qui a été précédé d'un *travail* laborieux, l'accouchée a le genre nerveux si mobile, si irritable, que la moindre cause morale peut l'affecter et porter le trouble dans l'économie. On ne sauroit donc être ni trop discret, ni trop attentif à ne rien dire, à ne rien faire qui soit capable d'exciter en elle les passions, et de l'arracher à ce calme profond si nécessaire à son état.

Une imprudence trop ordinaire dans le régime et qui m'a paru influer plus souvent qu'on ne pense sur le mauvais succès des couches, est l'habitude irréfléchie de placer le nouveau-né dans le même lit et sous les yeux d'une mère jeune et sensible pendant plusieurs heures, quelquefois même pendant plusieurs jours, comme pour la dédommager des douceurs de l'allaitement dont on a la barbarie ou la pusillanimité de la priver.

Combien de fois mon cœur n'a-t-il pas été déchiré à la vue de ces scènes douloureuses, dans cet asile sur-tout, où les femmes en couche traitées comme des bêtes de somme qui viendroient de mettre bas leur ventrée réclamoient en vain de ces sœurs hospitalières qui firent vœu d'étouffer la voix de la nature, des secours que la philosophie se feroit un devoir de prodiguer à l'humanité souffrante. C'est là que sans pitié, sans égards pour un état aussi critique on place le nouveau-né à côté de sa mère. Heureuse un instant de contempler le fruit de ses amours, elle le prend dans ses bras, le presse sur son sein, le baigne de ses larmes, son cœur s'adhère au sien. Mais à peine.... (je ne puis raconter sans frémir, ce que je ne vis jamais sans indignation), mais à peine cette malheureuse mère commence-t-elle à se livrer aux transports d'une douce ivresse, qu'une main barbare vient arracher de ses bras, cette innocente créature qu'elle a la triste certitude de ne revoir jamais.

Quoique étranger à cet hospice que j'étois forcé de fréquenter pour mon instruction, j'eus quelquefois le courage de peindre les dangers d'un pareil abus à quelques administrateurs ; mais ne devoit-on pas rire de mon humaine simplicité dans un hospice, où quelques pieds de profondeur ajoutés aux dimensions d'une fosse ordinaire, dispensent du calcul minutieux des causes morales des maladies des femmes en couche ?

Je le dis avec douleur, mais me taire plus long-temps seroit un crime ; oui le grand hospice d'humanité de Paris, destiné à recevoir les femmes en couche, ne sera qu'un vaste tombeau pour l'humanité souffrante, tant qu'il sera situé au sein de la capitale, au centre d'un foyer putride, (1), sur les bords du

____

(1) L'asile des femmes en couche, placé dans la

fleuve, et au pied de cet édifice fastueux, que la raison eût dû détruire, au lieu d'y fonder son culte ; édifice dont l'ombrage funeste intercepte aux malades la circulation d'un air pur, si nécessaire à leur état.

La chaleur de la chambre d'une accouchée doit être tempérée ; et, pour la maintenir à ce degré, il faut n'admettre à-la-fois qu'un très-petit nombre de ces gens à visite, et n'y entretenir qu'un feu modéré, même en hiver.

La méthode de ceindre le ventre d'une accouchée avec une serviette est vicieuse, et peut devenir funeste en retenant les lochies dans le tissu des parois de la matrice ; ce qui augmente les tranchées, cause souvent la fièvre, et l'inflammation de ce viscère.

Il est rare que le premier accouchement soit suivi de tranchées, mais elles accompagnent presque toujours les couches subséquentes, ce qui vient sans doute des engorgemens laiteux, lymphatiques ou sanguins qui ont lieu dans les parois de la matrice, après le premier accouchement. Les douleurs qu'occasionne dans ces circonstances l'évacua-

---

partie la plus exhaussée de la maison, reçoit en tout temps les miasmes putrides, qui s'élèvent des salles placées au-dessous et aux environs de cet hospice.

tion des lochies ne sont donc causées que par
un effort salutaire que fait la matrice pour
lever cet engorgement. D'après cela, il est
aisé de juger combien sont au moins inutiles
et les topiques et les boissons dont on fait
usage, dans la vue de calmer les tranchées.
Les lavemens émolliens et les potions légèrement cordiales sont les seuls remèdes qu'on
puisse employer pour calmer la violence de
ces douleurs.

J'ai cru m'apercevoir qu'en ne me hâtant
point de faire l'extraction du *placenta* immédiatement après l'accouchement, et en faisant
de légères frictions sur la région hypogastrique de haut en bas, c'est-à-dire du fond de
la matrice vers son col, je provoquois efficacement les contractions de ce viscère sur ce
corps étranger, et que par ce seul moyen
les accouchées étoient moins sujettes aux tranchées; et la plupart même en étoient exemptes,
tandis qu'elles en avoient éprouvé de cruelles
dans leurs précédentes couches, parce que leur
sage-femme ou leur accoucheur n'avoit pas
cru devoir prendre cette précaution. J'ose
même dire que c'est à l'heureux succès de cette
méthode que j'ai dû la confiance de quelques
personnes qui avoient la bonté de mettre en
dépit de moi-même, sur le compte de ma
dextérité, ce qui n'étoit que l'effet d'une

temporisation calquée servilement sur le procédé de la nature.

La propreté si nécessaire à la conservation de la santé devient indispensable aux femmes en couche, dont les évacuations abondantes et souvent fétides, pourroient développer les principes de putridité à laquelle elles ont une disposition très-prochaine, si l'on n'avoit l'attention de renouveler de temps en temps les linges destinés à les recevoir; c'est donc une erreur de donner des chemises et des draps sales à une accouchée, sous prétexte que le linge blanc de lessive peut exciter une perte ou une évacuation de lochies trop abondante.

Les boisssons sudorifiques sont très-funestes aux accouchées, parce qu'elles échauffent, qu'elles procurent la constipation et des maux de tête violens, qu'elles développent les fièvres putrides, qu'elles rendent la convalescence très-longue. *Hippocrate, Freind, Glass, Celse, Haller, White,* regardent comme très-pernicieuse la méthode de provoquer les sueurs par des remèdes chauds, sur-tout chez les femmes en couches. Les partisans des remèdes sudorifiques sont à mon avis peu d'accord avec eux-mêmes. Ils observent journellement que les *froids* sont très-dangereux aux nouvelles accouchées, et ils en concluent qu'il faut les tenir très-chaudement pour les en garantir. En conséquence, ils ordonnent de boucher hermétiquement portes et fenêtres, ils surchargent l'accouchée de plusieurs couvertures et la noient de boissons sudorifiques qu'on a soin de lui faire avaler très-chaudes. Je dis que cette conduite me paroît peu conséquente, puisque le prétendu préservatif de la maladie que le vulgaire appelle *le poil*, ou *fraîcheur*, est précisément le moyen de la procurer. En effet, personne n'ignore que le passage du chaud au froid donne lieu à une suppression subite de la transpiration ou de toute autre excrétion naturelle; or, plus on renfermera une accouchée en lui faisant observer un régime échauffant, et plus elle sera susceptible de recevoir la première impression d'un air froid. Le vrai, le seul moyen de préserver les accouchées et des fièvres putrides et des *froids* qui suppriment l'évacuation des lochies et du lait, est de leur faire passer le temps des couches dans un atmosphère tempéré, et de leur interdire les boissons échauffantes.

Si la femme se propose de nourrir, il faudra présenter l'enfant au sein deux ou trois heures après sa naissance, et si ce premier lait, ce purgatif naturel, *le colostrum* ne suffisoit point pour faire rendre au nouveau-né son *méconium*, on lui donnera une demi-once de syrop de chicorée composée, ou un peu de manne de calabre qu'on enfermera dans un linge très-fin pour le lui faire sucer en le trempant de temps en temps dans du lait. Ce laxatif aura le double avantage et d'évacuer et d'affamer l'enfant, avant que le lait se porte en trop grande quantite dans le sein de la mère, ce qui distendroit prodigieusement les mamelles et y occasionneroit un engorgement.

L'allaitement donne à l'accouchée le droit de réparer ses forces en prenant des alimens solides, dont le choix doit toujours être déterminé par un officier de santé qui seul peut juger de leurs qualités intrinsèques et de leur analogie avec l'âge, le tempéramment, le goût et les dispositions actuelles de l'accouchée.

Si la femme n'allaite point, elle doit être plus sévère dans le régime, lors même qu'il n'y a point à craindre de developpement putride; mais, pour peu qu'on ait à redouter ce danger, il faut lui interdire tout aliment solide, et sur-tout les bouillons gras, pour diminuer l'intensité de ce qu'on appelle très-impromptement *la fièvre de lait,* pour ne point augmenter la quantité de l'humeur laiteuse et lui donner le temps de s'épancher par les voies naturelles.

Lorsque l'excès d'embonpoint, le col court,

la petitesse des vaisseaux font craindre une métastase laiteuse chez les femmes en couche, sur-tout dans le printemps où la nature, rajeunie dans les animaux ainsi que dans les végétaux, met en fermentation la sève de la vie qui fait irruption vers les parties supérieures; alors, il faut se hâter d'appliquer les ventouses aux deux bras pour frayer sur le champ une route à l'humeur laiteuse qui, retenue trop long-temps dans les mamelles, pourroit y occasionner les plus affreux ravages.

Les lavemens ne peuvent qu'être avantageux aux femmes en couche pour les préserver de la constipation, des maux de tête, des coliques, etc. ; ils sont indispensables aux femmes qui n'allaitent point. Je les prescris au besoin, tous les jours indistinctement, à l'exception de celui où le lait monte au sein avec le plus d'impétuosité.

C'est un préjugé de croire que les purgatifs ne peuvent être employés que six semaines après l'accouchement. On doit administrer les purgatifs aux accouchées à quelque époque que ce soit, lorsque la nécessité l'exige, et selon l'indication curative, sans crainte d'arrêter l'écoulement des lochies.

Les vomitifs administrés à propos dans les premiers jours de la couche, lorsqu'il n'y a ni engorgement, ni inflammation de matrice, ni sensibilité dans le bas-ventre, m'ont paru des secours très-efficaces contre la saburre des premières voies. J'ai vu résulter les meilleurs effets d'un grain de tartre stibié, dans une pinte d'infusion de fleurs de tilleul ou de camomille. Quelques grains d'ipécacuanha, pris, dans le courant de la journée, dans la boisson ordinaire, excitent la transpiration, et produisent de légères secousses capables de rétablir l'équilibre et l'action tonique des fibres musculaires. Mais l'administration d'un remède héroïque exige beaucoup de prudence et de sagacité.

Ce n'est pas sans raison qu'on craint l'usage de la saignée du bras durant la couche. Cette opération qui n'est jamais indifférente auroit des conséquences très-funestes, si elle étoit pratiquée à contre-temps dans une époque si critique. Mais elle devient nécessaire dans les engorgemens ou dans l'inflammation de la matrice, et ce seroit assassiner une femme que de rejeter ce moyen par une crainte peu éclairée.

L'écoulement des lochies n'ayant point de temps limité ni de terme fixe, il seroit imprudent de chercher à les provoquer par l'usage des boissons ou des potions emménagogues. Un praticien sage ne doit jamais perdre de vue

vue que cet écoulement est proportionné au tempérament des sujets et que la nature peut quelquefois suppléer aux lochies par une transpiration abondante et des cours-de-ventre.

Les lochies abondantes peuvent être regardées comme des pertes et doivent être traitées de la même manière; je veux dire qu'il faut proscrire le régime échauffant; faire usage de boissons délayantes et rafraîchissantes; redouter les astringens; ne donner les cordiaux et les esprits volatils qu'après que l'écoulement est ralenti. Enfin, ne pas trop s'inquiéter de l'état de foiblesse qui est toujours un moyen que la nature emploie pour arrêter l'écoulement du sang et des lochies.

La seule stagnation des lochies dans la matrice peut donner lieu à des accidens fâcheux et propres à inquiéter un praticien qui en ignoreroit les véritables causes, qui sont le plus souvent la situation horizontale qu'on fait garder à l'accouchée, et l'espèce d'inaction dans laquelle on l'oblige à se tenir pendant les trois ou quatre premiers jours après l'accouchement, dans la crainte, dit-on, que l'air ne la saisisse.

Le seul moyen de prévenir ces accidens ou d'y remédier est: 1°. de faire tenir debout et même de faire marcher un instant l'accouchée une heure après la délivrance, afin que dans cette attitude la matrice renversée puisse se dégorger naturellement du sang et des eaux restés dans sa cavité ; 2°. de faire ensorte que l'accouchée garde dans son lit une situation favorable à l'écoulement des lochies, en élevant sa tête, ses épaules, et ses reins, de manière que son corps repose sur un plan incliné ; 3°. d'engager l'accouchée à se mettre à genoux sur son lit pour uriner, exercice dont les avantages sont sensibles et qu'on ne sauroit rendre trop fréquent en faisant boire la malade le plus souvent possible.

Une femme en couche n'est tenue de garder le lit que le temps nécessaire pour réparer ses forces épuisées ou par le *travail* ou par une évacuation trop abondante de lochies. Mais le séjour du lit, sur-tout en été, peut contribuer à affoiblir les malades. Je conseille aux femmes d'en sortir 24 heures après l'accouchement, et de rester sur leur chaise longue aussi long-temps qu'il est possible sans s'incommoder, et de se lever ensuite tous les jours après midi, jusqu'à ce qu'elles soient en état de reprendre leur régime de vie ordinaire.

L'usage des topiques appliqués sur le sein des femmes en couche dans la vue *d'étouffer le lait*, peut causer les accidens les plus funestes. Pour dégorger le sein, il suffira de ne point s'exposer à l'air froid, et de changer les linges mouillés qui le recouvrent pour en substituer de nouveaux qui soient fins et bien secs, sans être chauds. Les mamelles se dégorgent peu à peu, et l'humeur laiteuse prend insensiblement une nouvelle route. Les purgatifs doux et les lavémens émolliens sont plus propres à dégorger le sein que tous les topiques dont on les surcharge.

On se fait une loi d'ordonner une médecine à une accouchée, six semaines après l'accouchement. Pour moi je n'impose d'autre loi aux femmes qui m'honorent de leur confiance que celle qui leur est imposée à cet égard par la nature, je veux dire le besoin; et, toutes les fois qu'il ne se manifeste point, je me fais un devoir et un plaisir de leur donner le sage conseil de MONTANUS, *fugite medicos et medicamina*, fuyez les médicamenteurs et les médicamens.

OBSERVATIONS

MÉDICO-CHIRURGICALES,

Sur la Couche.

XVIIe. OBSERVATION.

*Thérèse O*** fut atteinte d'une fièvre de couches putride-bilieuse, avec suppression totale de lochies.*

LE 22 frimaire 1790, je fus appelé, rue Victor, au secours de Thérèse O***, accouchée depuis huit jours par une sage-femme. La malade ressentoit des maux de tête violens, des douleurs au dos et aux reins. Le bas-ventre étoit tuméfié et très-sensible; des nausées fréquentes gênoient à-la-fois la respiration et rendoient *l'abdomen* si douloureux, que la malade constamment couchée sur le dos n'osoit changer de situation, et craignoit de se placer sur l'un ou l'autre côté. Le pouls étoit accéléré, petit; la soif ardente; la langue couverte d'une croute brune; les fréquens efforts du ténesme laissoient échapper des matières jaunâtres, et sous la forme de grains de petit millet; les lochies étoient totalement supprimées depuis 24 heures. Enfin, d'après l'aveu de la malade qui se plaignoit d'avoir éprouvé des douleurs très-aiguës lors de l'extraction du *placenta*, je soupçonnai que cette extrême sensibilité de la région hypogastrique pouvoit encore avoir pour cause une légère inflammation de la matrice.

D'après le tableau fidèle que je viens de tracer, cette maladie me parut avoir tous les caractères d'une fièvre de couches putride, bilieuse. J'ordonnai sur le champ : 1°. deux lavemens avec la décoction de feuilles de mauve, d'une poignée de son et d'une once de graine de lin; 2°. immédiatement après l'effet des lavemens, trois onces de pulpe de casse dans une chopine de petit-lait pour trois doses à prendre à une heure de distance; 3°. pour boisson ordinaire une légère infusion de fleurs de camomille et de tilleul, avec moitié eau d'orge, le tout édulcoré avec suffisante quantité de sirop de limons.

Le second jour. Il y eut un mieux sensible, le ventre étoit un peu moins douloureux. Je donnai le tartre émétique de demi-grain en demi-grain. Il débarrassa l'estomac d'une quantité prodigieuse de bile et de matières glaireuses, il excita une légère transpiration, et procura quelques selles dont l'odeur extrêmement fétide annonçoit un foyer de putridité dans les premières voies.

Le troisième jour. Le volume et la sensibilité du bas-ventre étoient presque entièrement diminués. La malade changeant d'attitude à son gré, se reposoit tantôt sur le côté droit, tantôt sur le côté gauche. J'ordonnai douze grains d'ipécacuanha à prendre dans le courant de la journée, deux grains de deux en deux heures dans sa boisson ordinaire. Les lochies commencèrent à reparoître le soir du même jour.

Le lendemain. Je fis ouvrir les croisées pour renouveler l'air de l'appartement. On donna un lavement à l'accouchée. Elle prit deux fois dans la journée un scrupule de sel d'absynthe, dissous dans une petite quantité d'eau, et immédiatement après une cuillerée de suc de limons.

Le cinquième jour. J'administrai une potion purgative composée de deux onces de manne, d'un gros de sel de glauber, et dans la décoction le suc d'un demi-citron.

Le sixième jour. La malade sortit de son lit, et resta sur sa chaise longue l'espace de deux heures pour la première fois. Je lui permis de manger, en lui faisant observer le régime végétal.

Le septième jour. Je lui fis prendre une demi-once de sel végétal dans une décoction de chicorée sauvage.

Le huitième jour et les suivans, un lavement émollient à son lever, le régime végétal, un exercice modéré dans son appartement. Cependant, comme les forces étoient lentes à se rétablir, je prescrivis, dans la convalescence, une infusion de quinquina dans d'excellent vin blanc de champagne. L'accouchée se rétablit parfaitement, et vint me remercier, quinze jours après cette époque, en parfaite santé.

RÉFLEXIONS

Sur la XVIIe Observation.

La fièvre des couches, dont la nature est maligne, putride, inflammatoire, est produite, soit par le lait ou retenu ou répercuté, soit par la suppression des lochies, soit enfin par l'inflammation de la matrice.

La fièvre des couches est plus commune et en même temps plus funeste dans les mois les plus chauds de l'année, c'est-à-dire dans ceux où l'atmosphère est impure et extrêmement raréfiée.

La malade est attaquée d'un frisson quelques jours après l'accouchement, quelquefois le frisson revient comme l'accès d'une fièvre intermittente, mais irrégulièrement, et il se termine enfin par une fièvre continue. Souvent la maladie n'est précédée d'aucun frisson, mais elle vient par degrés, et se manifeste d'abord par des sueurs putrides, accompagnées de nausées, de vomissemens d'une matière porracée et de diarrhée. Les ténesmes continuels, de fréquentes envies d'uriner, les maux de tête, des douleurs au dos, à la poitrine, aux hanches, la toux, la difficulté de respirer, tels sont en général les signes de la fièvre des couches.

Cette maladie, toujours dangereuse par elle-même, le devient encore plus: 1°. par le mauvais régime; 2°. par l'air raréfié ou imprégné de miasmes putrides; 3°. par l'usage des remèdes sudorifiques; 4°. par la réunion de plusieurs femmes en couche dans une même enceinte.

1°. En général les humeurs des femmes en couche ont une disposition très-prochaine à la putridité par l'engorgement bilieux, séreux et pituiteux qui se forme chez elles durant les neuf mois de la grossesse, par le défaut d'exercice et de transpiration, par la gêne qu'éprouve la circulation des fluides, dont le cours est ralenti ou intercepté sous les nombreux cordons des jupes et autres vêtemens

non moins dangereux ; par des couches anté-
rieures, ou négligées, ou mal soignées ; enfin,
par la suppression des lochies ou leur trop
long séjour dans la matrice et dans les replis
du vagin, dont les vaisseaux lymphatiques
absorbent une partie, tandis que l'autre, par
ses exhalaisons, contribue à rendre plus putride l'air du lit et de la chambre de la malade.

2°. Les préjugés dont les femmes en couche
sont les tristes victimes, viennent ajouter au
danger de cette maladie. On intercepte toute
communication avec l'air extérieur ; on cal-
feutre avec soin portes et croisées ; on entretient le plus grand feu dans une chambre souvent peu spacieuse ; on surcharge la malade
de couvertures pour provoquer la sueur,
tandis qu'au milieu d'un air raréfié par une
chaleur continuelle, la transpiration de la
malade, l'haleine des personnes qui lui rendent visite ou qui la servent (1), l'écoulement

---

(1) D'après les expériences du docteur *Hâles*, il
est constant qu'une personne en santé corrompt dans
l'espace de deux minutes et demie, deux gallons
d'Angleterre ou environ quatre pintes de Paris, d'air.
C'est-à-dire qu'elle absorbe par l'inspiration le tiers
d'air vital contenu en deux gallons, lequel passe
dans le torrent de la circulation, et qu'elle rejette

des lochiés, les urines, les déjections fréquentes et fétides, forment un mélange de
miasmes putrides capable de produire une
maladie contagieuse.

3°. La sueur, regardée par les meilleurs
auteurs comme dangereuse dans toutes les
maladies, est plus pernicieuse encore dans la
fièvre des femmes en couche. Je laisse à penser combien doit être funeste à leur état l'abus
si fréquent des remèdes qui la provoquent.

4°. Toutes les fois qu'on rassemblera plusieurs femmes en couche dans un même lieu,
la fièvre des couches y deviendra épidémique ;
et, si ce lieu est humide, insalubre et peu spacieux, la fièvre des couches s'y transformera
en un fléau des plus désastreux, sur-tout si
les salles des femmes en couche se trouvent
placées au-dessus d'autres salles qui renfer-
ment des malades.

« Des observations fidelles, dit *Peu*, ont
« prouvé que les miasmes putrides nuisoient
« aux femmes en couche tant qu'elles res-

___

par l'expiration les deux tiers d'air azotique, lequel
est à tous égards le même que celui dans lequel les
animaux se sont putréfiés. Qu'on juge, après cela,
combien promptement doit s'altérer l'air dans les
endroits resserrés, tels que les chambres ou les
salles des hôpitaux des femmes en couche.

« toient dans l'hôpital ; car il en périssoit un
« grand nombre. Un médecin sage attribua le
« désastre des femmes en couche à la situa-
« tion de leur chambre qui étoit au-dessus de
« celle des blessés ; ce qui confirmoit sur-tout
« son opinion, c'est qu'il mouroit plus de
« femmes, quand le nombre des blessés étoit
« plus considérable, et qu'il en mouroit moins
« lorsqu'il étoit plus petit. L'air humide,
« chaud ou froid étoit nuisible, mais l'air
« sec étoit avantageux ; car l'on sait que l'air
« humide favorise la putréfaction, sur-tout
« s'il est en même temps chaud. Aussi ob-
« serva-t-on qu'on ne perdit plus autant de
« femmes en couche, lorsqu'elles furent pla-
« cées dans la chambre inférieure, parce que
« l'air chargé d'exhalaisons putrides devient
« plus léger, et gagne par conséquent les
« parties supérieures. »

Le recueil des mémoires de l'académie des
sciences de Paris pour l'année 1746, renferme
la preuve de ce que j'avance, quant aux hôpitaux. *Jussieu* y fait la description d'une
maladie épidémique parmi les femmes en
couche, qui régna à Paris pendant l'hiver de
1746. Sur vingt femmes malades à l'Hôtel-
Dieu (V. S.), dit l'auteur, à peine en échap-
poit-il une.

Si l'on vouloit se donner la peine de compulser, année par année, les registres de cet hôpital qui constatent la mort des femmes en couche, je suis persuadé qu'on y trouveroit la preuve effrayante de cette vérité.

Au mois frimaire 1792, où le temps humide et chaud pour la saison, par un vent sud-ouest, disposoit les substances animales à la putréfaction, il mouroit de la fièvre des couches, jusqu'à quinze femmes par jour, au grand hospice d'humanité de Paris.

Je sais très-bien, dit *Johnson*, que la fièvre des couches se rencontre plus souvent dans les hôpitaux des femmes en couche que dans les maisons particulières. D'où peut venir cette différence, sinon des différens états de l'air ?

La véritable fièvre des femmes en couche, dit avec raison Ch. *White*, est originairement causée par une atmosphère putride; mais la chaleur de l'air et les substances chaudes, prises intérieurement, peuvent la rendre beaucoup plus grave.

L'ouverture des cadavres des femmes mortes de cette épidémie, a fait voir du lait caillé et attaché à la surface externe des intestins, ainsi qu'une sérosité laiteuse épanchée dans le bas-ventre. On a trouvé de cette sérosité dans la poitrine de quelques-unes, et, lorsqu'on en coupoit les poumons, ils dégorgeoient une lymphe laiteuse et pourrie.

Évacuer les premières voies sans provoquer l'irritation intestinale ; purifier l'atmosphère ; faire respirer aux malades un air libre et tempéré ; proscrire les boissons sudorifiques ; ne jamais entasser les malades, mais leur donner, autant qu'il est possible, une chambre particulière : telles sont en général les indications à remplir dans le traitement de la fièvre des couches.

Les lavemens émolliens ; les eaux légères d'orge et de gruau ; le petit-lait, pour boisson ordinaire ; l'ipécacuanha ou le tartre émétique ; les doux purgatifs ; le sel d'absynthe, à la dose d'un scrupule dans une cuillerée de limons ; le quinquina et les eaux minérales, pour fortifier la malade dans sa convalescence : tels sont les remèdes généraux dont l'expérience a démontré l'efficacité dans la fièvre des couches.

La saignée, les emménagogues et les vésicatoires sont regardés comme funestes dans cette maladie, par les plus grands maîtres de l'art.

CONCLUSION.

Concluons de cette observation : 1°. que la fièvre des couches tient essentiellement à un atmosphère impregné de miasmes putrides ; 2°. que les remédes préservatifs de cette maladie sont la propreté, la douce température de l'air et sa salubrité ; 3°. que les doux laxatifs, les rafraîchissemens et les anti-putrides en sont les remèdes curatifs.

XVIIIe. OBSERVATION.

*CONSTANCE V** eut une perte violente au quinzième jour de sa couche, à la nouvelle imprévue d'un événement sinistre.*

Au mois thermidor 1792, Constance V** accoucha très-heureusement. Au quinzième jour de sa couche, je fus fort surpris de me voir mandé et d'apprendre qu'elle se mouroit. C'étoit le 10 août (V. S.), à onze heures du matin. Une de ses voisines, égarée par la douleur, étoit venue annoncer à la malade que leurs maris venoient d'être tués, avec tout le bataillon du Panthéon, sous les murs du château des Tuileries. A cette nouvelle qui par bonheur se trouva fausse, Constance V** eut tout-à-coup une perte considérable, que j'arrêtai par le procédé suivant : 1°. j'enveloppai les extrémités supérieures et inférieures de la malade, avec des serviettes trempées dans l'oxicrat ; 2°. je demandai de l'eau à la glace, et dans chaque verre je faisois dissoudre et avaler sur le champ un demi-gros de sel de nitre; 3°. quand la perte fut sensiblement ralentie, j'administrai l'élixir acide de vitriol, à la dose de six à huit gouttes dans chaque verre d'une légère décoction de riz; 4°. dès que la perte eut cessé, j'ordonnai un demi-gros de vieille thériaque en quatre doses, à prendre, de quart d'heure en quart d'heure, dans une cuillerée à bouche d'excellent vin d'Alicante; 5°. le reste de la journée et le lendemain, un bon bouillon de veau, de trois en trois heures, pour toute nourriture, et pour boisson ordinaire, de l'eau d'orge édulcorée avec suffisante quantité de syrop de limons; 6°. Enfin, les jours suivans, je lui recommandai l'usage des farineux, tels que le riz, le vermicelli, la semoulle, etc., les fruits rouges acides, et enfin les viandes légères. Je l'exhortai sur-tout à modérer ses passions, à garder le repos, et à ne point lever les bras pour exécuter des mouvemens violens. Avec ce régime la perte disparut sans retour.

RÉFLEXIONS

Sur la XVIII Observation.

Tout le monde sait qu'une passion violente, en portant le trouble dans l'économie, en augmentant la vîtesse de la circulation, peut occasionner une perte dangereuse chez une femme enceinte ou en couche, ou qui se trouve actuellement dans le temps critique. Tel fut l'accident fâcheux qui arriva à Constance V**, le quinzième jour de sa couche, lorsqu'une nouvelle imprévue vint tout-à-coup la glacer d'effroi, et déterminer une hémorragie utérine qui la mit à deux doigts du tombeau. On a vu les moyens que j'employai pour l'arrêter. Je me contenterai de faire quelques réflexions sur la vertu de ces médicamens, et sur la manière de les administrer.

1°. La première indication à remplir dans une perte est de ralentir la vîtesse de la circulation, d'abord extérieurement par les ligatures des extrémités supérieures et inférieures avec des compresses imbibées d'oxicrat, et par l'application de linges trempés dans du vinaigre froid.

« Le froid, dit *Tucker*, est très-propre à arrêter les hémorragies, en resserrant les petites artères sanguines. Pour produire cet effet, rien ne convient mieux que d'appliquer un topique dans le voisinage de la partie affectée. Appliqué sur le dos ou sur la région hypogastrique, dans l'hémorragie utérine, ce topique produit le même effet que celui qu'on

applique

applique sur le front ou sur la nuque, pour faire cesser le saignement de nez.

Le docteur *Young*, célèbre accoucheur d'Edimbourg, conseille d'injecter de l'eau froide dans la matrice pour arrêter la perte. Ce moyen me paroît violent, et je n'ai jamais pu me résoudre à le tenter. Mais j'ai fait plusieurs fois, et toujours avec un heureux succès, des injections dans la matrice avec de l'eau tiède dans laquelle j'avois jeté deux cuillerées de bon vinaigre.

2°. On diminue intérieurement la vîtesse de la circulation par l'usage de l'eau à la glace et du nitre qu'on fait prendre à la malade, immédiatement après sa dissolution, parce qu'alors, dit le docteur *Alexandre*, il possède au plus haut degré la faculté de retarder la vîtesse de la circulation, et de diminuer le nombre des pulsations.

A mesure que la force de la circulation diminue, la langueur et la foiblesse de la malade augmentent. Mais la foiblesse qui suit les hémorragies, dit le docteur *Hunter*, doit être regardée comme salutaire, loin d'alarmer les assistans, parce qu'elle paroît être le moyen que la nature emploie pour donner au sang le temps de se coaguler.

Le docteur *Hewson*, adoptant à cet égard l'opinion d'*Hunter*, en tire cette conséquence.

R

Il ne faut donc pas ranimer la malade par le
médicamens stimulans, tels que les esprits vo
latils et les cordiaux, ni par le mouvement
mais la laisser dans cet état de langueur e
de foiblesse qui favorise l'effet qu'on cherche
à produire; car les artères se contracten
mieux au point de leur division, et le sang se
coagule plus promptement; deux circonstances qui paroissent concourir à fermer les
orifices d'où coule le sang.

Lorsque les remèdes froids, tels que l'eau
à la glace, le nitre, etc. ou les topiques appro-
priés, ne ralentissent point la force de la circulation, la saignée du bras, si les forces de la
malade le permettent, peut être très-avanta-
geuse en procurant une révulsion salutaire,
en ce qu'elle intervertit le cours du sang et
en modère la rapidité, en augmentant la
foiblesse de la malade.

C'est sur cette théorie vraie, lumineuse et
confirmée par l'expérience, que j'ai fondé l'a-
vantage de la saignée du bras, dans la vue de
prévenir les pertes qui surviennent quelquefois après l'accouchement le plus heureux; ce
qui a fait dire au rédacteur anonyme du
journal universel de Bouillon (1) : « Nous
« avons de la peine à concevoir que dans cet

____

(1) Année 1792, tom. 3, 3o avril, p. 452.

« état des choses, une saignée puisse prévenir
« la perte, et nous sommes surpris que, dans
« l'énumération des moyens curatifs, M.
« *Sacombe* n'ait pas cité les tampons d'après
« M. *Le Roux.* »

Je dois au zèle, au profond savoir, et sur-
tout à l'impartialité de l'illustre rédacteur,
une réponse cathégorique au sujet des tampons. Puisse-t-elle dissiper sa surprise et me
rendre digne des bontés dont il a bien voulu
m'honorer !

Ensevelir dans l'oubli une méthode contraire à tous les principes reçus, opposée à la
raison et démentie par l'expérience, c'étoit
rendre un hommage tacite aux talens d'un
auteur qui mérita, je ne dis pas qu'on respecte, mais qu'on lui pardonne une erreur.

En effet, la méthode des tampons est contraire à un principe fondamental reconnu et
adopté par les anatomistes et les accoucheurs
les plus célèbres; savoir, que, pour faire
cesser la perte, il faut débarrasser la matrice
des corps étrangers qu'elle renferme. Or, les
tampons s'opposent évidemment à cet heureux effet, puisque, en bouchant hermétiquement et le vagin et l'orifice de la matrice, ils
empêchent le fond de ce viscère de se contracter et conséquemment d'expulser les caillots et le sang dont l'amas peut causer à la

malade des suffocations, des syncopes, des convulsions et la mort. Donc la méthode des tampons est contraire aux principes.

En second lieu, il répugne à la raison qu'une opération aussi mécanique que celle de boucher le vagin avec un tampon, puisse remédier efficacement à toutes les causes physiques et morales qui produisent et entretiennent les pertes chez les femmes enceintes, en *travail* et en couche.

Enfin, l'observation a démontré que, si toutes les femmes qu'on a soumises à cette opération n'ont point succombé, c'est qu'on a eu le soin de retirer assez souvent le tampon du vagin pour laisser à la matrice la faculté d'expulser le sang et les caillots renfermés dans sa cavité; car il est évident que, si le tampon se fût opposé à cette évacuation, la matrice en s'emplissant auroit nécessairement augmenté de volume; or, à mesure que ce viscère se dilate, les orifices des vaisseaux sanguins se dilatent aussi (1) : donc la perte, qui ne peut

---

(1) O nature! à chaque pas que je fais dans ton sanctuaire, je découvre un nouveau miracle. La matrice se dilate successivement pendant les neuf mois de la grossesse, et cette dilatation successive opère successivement la dilatation graduelle des orifices des vaisseaux sanguins de ce viscère; ensorte que,

cesser que par la contraction du fond de la matrice, loin de s'arrêter n'auroit fait qu'augmenter par l'effet du tampon, et le sang, ne pouvant se frayer une route au dehors, auroit infailliblement suffoqué la malade.

C'est toujours avec un sentiment d'indignation mêlé d'horreur, que je me rappelle d'avoir été mandé au mois thermidor 1784, rue de l'arbalête, faubourg Marcel, au secours d'une pauvre femme atteinte d'une perte violente, après un accouchement très-prompt. J'arrivai trop tard, elle venoit d'expirer. Je touche le bas-ventre, sa dureté me surprend. Je veux introduire ma main dans la matrice, je frémis d'y songer, *horresco referens*. La sage-femme l'avoit tellement tamponée, que je retirai de l'intérieur du viscère un grand mouchoir de cou. Ce n'est là, je l'avoue, qu'un horrible abus de la chose (1), mais le

---

chaque jour le *placenta* recevant une plus grande quantité de sang, l'enfant reçoit à son tour une plus grande quantité de nourriture nécessaire au développement de ses forces et à son accroissement. Quel mécanisme admirable ! quelle perfection sublime dans les rapports de la mère à l'enfant ! quelle sagesse profonde dans l'exécution de tes lois, source inépuisable de merveilles, ô nature !

(1) On remplit le vagin de plusieurs lambeaux de linges ou d'étoupes imbibés de vinaigre pur, qu'on

plus affreux de tous les abus en chirurgie, est celui qui naît d'une méthode vicieuse.

Après avoir démontré le vice et le danger des tampons contre la perte utérine, opposons le restaurateur de cette méthode à lui-même, et puisons dans son propre ouvrage des armes pour le combattre.

« Il est étonnant, dit *Le Roux* (1), que ce « moyen si simple et si efficace d'arrêter la « perte de sang, recommandé par les anciens, « ait été abandonné par la plupart des mo-« dernes, au point qu'il s'en trouve plusieurs « qui n'en font pas mention. Ce n'est point ici « le fruit de l'imagination et de l'étude du « cabinet. Plusieurs de mes confrères se sont « empressés d'adopter cette pratique, même « ceux qui avoient commencé par en plai-« santer. »

Il est faux que les anciens employassent le tampon, l'auteur en convient lui-même ; et je laisse à penser à tout lecteur impartial, si les modernes auroient dédaigné un pareil moyen après en avoir reconnu l'efficacité. Les confrères de *Le Roux* n'ont qu'un tort à ses

introduit même quelquefois jusques dans la matrice, lorsque la circonstance l'exige. LE ROUX, *Observ. sur les pertes de sang*, pag. 190.

(1) Observ. sur les pertes, pag. 190.

yeux, celui d'avoir plaisanté sur sa pratique avant d'en connoître le prix ; mais à mes yeux ils en ont un de plus, celui de l'avoir adoptée après l'avoir connue.

« La manière d'agir de ce remède n'est « point difficile à comprendre, continue *Le* « *Roux*; c'est le même mécanisme que celui « qui s'exécute lorsque l'on veut arrêter une « hémorragie dans quelque partie du corps que « ce soit. »

L'auteur est ici complettement dans l'erreur : je l'ai dit et je le répète, les contractions seules du fond de la matrice peuvent boucher les orifices béans des vaisseaux sanguins, et ce viscère ne sauroit se contracter efficacement tant qu'il renferme un corps étranger; or, le tampon, en s'opposant à l'écoulement du sang par le vagin, l'accumule dans la matrice, et s'oppose évidemment à la contraction de ce viscère. Donc il n'y a nulle parité entre le mécanisme qui s'exécute lorsque l'on veut arrêter une hémorragie dans quelque partie du corps que ce soit, et l'action de la matrice qui, seule ou à l'aide d'un *stimulus* externe, opère le resserrement des orifices béans des vaisseaux sanguins dans l'hémorragie utérine, quand d'ailleurs l'état de langueur et de foiblesse de la malade favorise l'effet qu'on cherche à produire.

R iv

« Si la matrice, ajoute *Le Roux*, contient
« un corps étranger qu'il ne soit pas possible
« d'extraire, le tampon, en empêchant le sang
« de s'écouler, conservera les forces de la
« malade, donnera du ton à la matrice, la
« mettra à même de se contracter et de déta-
« cher le corps étranger, qu'elle expulsera le
« plus souvent en même temps que le caillot
« qui aura été formé. »

Cette théorie est si fausse et si formellement démentie par la pratique des meilleurs
accoucheurs , que ce seroit perdre son
temps que de s'amuser à la combattre, si l'intérêt sacré de l'humanité ne nous en faisoit
un devoir. *Hewson*, *Hunter*, *White*, dont
le témoignage ne peut être suspect, ont observé constamment que la foiblesse qui suit
les hémorragies doit être regardée comme salutaire, parce qu'elle paroît être le moyen que
la nature emploie pour donner au sang le
temps de se coaguler. Pour moi, je ne suis
jamais venu à bout d'arrêter une perte utérine que lorsque la malade a été réduite à un
état d'abbattement et de prostraction totale
de forces. J'en appelle à tous les praticiens
éclairés et j'ose avancer, sans crainte d'être
démenti, qu'aucun d'eux ne se flattera d'avoir
arrêté une hémorragie utérine dans une
inertie complette, à l'instant où la malade

jouissoit encore de toutes ses forces physiques, que je crois être un obstacle au libre exercice des forces expultrices de la matrice. Et, à ce sujet, je prie mon lecteur de peser un moment une observation que je crois avoir faite le premier, et dont j'ai souvent tiré parti pour prononcer sur la nature et la durée du *travail* de l'enfantement. J'ai observé que l'accroissement des forces expultrices de la matrice est toujours en raison de la diminution des forces physiques des autres parties du corps de la femme en *travail*. Je veux dire que la matrice qui semble jouir d'une vie particulière et d'une action qui lui est propre, acquiert durant le *travail* une activité, une énergie, une liberté de ressort d'autant plus grande, que la femme s'affoiblit davantage par l'effet des douleurs progressives que lui fait éprouver chaque nouvelle contraction de la matrice; ensorte que la nature et la durée du *travail* de l'enfantement me paroissent pouvoir être très-bien appréciées par un praticien judicieux, d'après les forces physiques du sujet d'une part, et de l'autre, d'après l'intensité et la fréquence des douleurs. Mais revenons aux tampons.

Le Roux, pour donner plus de poids à la méthode qu'il propose, cherche, mais envain, à s'étayer des autorités *d'Hipprocrate* de *Mos-*

chion, de *Paul d'Egine*, de *Fabri* de *Hil-den*, de *Smelie*, de *Hoffmann*. Mais, en lisant les observations de ces hommes célèbres dans l'ouvrage même de *Le Roux*, il est aisé de se convaincre qu'ils n'ont jamais employé cette pratique.

Ces auteurs anciens et modernes ont à la vérité fait usage de pessaires percés de part en part, pour permettre l'issue des excrétions utérines, ou de tentes molles qu'ils renouveloient de temps en temps, imbibées de vinaigre ou d'une dissolution d'alun et de vitriol, de bol d'arménie, de terre sigillée, d'un pessaire d'amadou pour modérer l'écoulement trop abondant des lochies, ou arrêter les hémorragies utérines : c'est-à-dire que, par les remèdes acides, ils cherchoient à stimuler la matrice en resserrant les orifices béans des vaisseaux sanguins; mais leur intention ne fut jamais, comme voudroit nous le persuader *Le Roux*, d'opposer une digue à l'écoulement du sang, ainsi qu'il prétend l'avoir fait lui-même pendant plusieurs années avec un succès constant, à l'aide des tampons.

Le Roux a prévenu les objections qu'on pouvoit faire contre sa méthode, et il y répond de son mieux. Je ne rapporterai ni ces objections ni ces réponses, le lecteur pourra consulter sur ce point l'ouvrage de l'auteur, et juger par lui-même de la force des unes et de la solidité des autres.

Je ne me flatte point d'avoir persuadé les partisans de *Le Roux* du danger de sa méthode, parce que de toutes les erreurs, la plus chère sans doute aux yeux du praticien vulgaire est celle qui prit sa source dans un excès de zèle pour le soulagement de l'humanité souffrante. Pour moi, je doute que l'usage de tampons contre l'hémorragie utérine, fasse jamais fortune chez des praticiens assez jaloux de leur réputation, pour ne pas la compromettre sur la foi d'autrui.

« J'ai peu de foi, dit un auteur moderne (1), au tamponage, qui n'est propre qu'à produire une perte interne, à moins que l'irritation que font les tampons et le froid de la liqueur dont ils sont imbibés, ne fassent contracter la matrice. »

Voilà mon opinion sur les tampons, que je prends la liberté de soumettre au jugement du très-humble et très-obéissant serviteur anonyme de S. A. S. son seigneur le Duc de Bouillon, etc.

3°. Lorsque la vîtesse du sang est ralentie,

---

(1) *Boy*, chirurgien-major de l'hôpital militaire de Champlitte. *Abrégé des maladies des femmes accouchées*, page 81.

et que la perte est sensiblement diminuée, je donne l'élixir acide de vitriol, à petites doses, et très-souvent réitérées, parce que j'ai constamment observé que ce remède étoit accompagné du plus grand succès. Tout le monde sait que les acides en général ont la propriété de coaguler les humeurs.

4°· Les cordiaux ne doivent être administrés que lorsque l'hémorragie utérine est entièrement arrêtée, parce qu'il seroit dangereux de ranimer les forces vitales, avant d'avoir ralenti la force de la circulation.

5°. Le repos et la privation totale d'alimens solides sont indispensables, du moins pendant les vingt-quatre heures après la cessation entière de la perte. On fait prendre à la malade un bon bouillon de veau de trois en trois heures pour toute nourriture ; et pour boisson ordinaire, une légère eau d'orge, de riz ou de gruau avec du syrop de limons ou de grenade.

6°. Enfin la malade, durant sa convalescence, doit mettre un frein à ses passions, éviter les exercices violens, les veilles immodérées, les courses excessives, l'extention trop forte des bras, en un mot, tout ce qui pourroit renouveler la perte, dont les retours fréquens rendent la guérison plus difficile.

Les remèdes astringens, tels que la grande

consoude, la pimprenelle, les sucs de plantin et d'ortie, la teinture de roses, le corail, le cachou, l'alun, le sang de dragon, la poudre d'*helvetius*, l'essence de *Rabel*, etc. administrés intérieurement dans la violence de la perte, loin de la ralentir ou de l'arrêter, ne font que lui donner une nouvelle activité ; c'est, comme on dit, *currenti calcar addere*. Les astringens ont la double propriété de resserrer les solides, et d'atténuer les fluides; or, en même temps qu'ils soudent les orifices des vaisseaux, ils augmentent la vîtesse du sang. Ainsi la perte qui paroît cesser pendant quelques instans, recommence avec plus de force, quand la colonne de sang par sa violence heurte et détache le caillot qui s'étoit formé à l'extrémité du canal artériel. On ne doit donc faire usage de ces remèdes qu'avec circonspection et seulement pour prévenir le retour de la perte, quoiqu'ils paroissent fort convenables, quand on ne jette sur la malade qu'un coup-d'œil rapide. En effet, il n'est point de praticien qui ignore que des malades qui crachoient le sang et qu'on désespéroit de pouvoir jamais guérir, ont recouvré leur santé contre toute espérance, en n'employant que des remèdes adoucissans, et dont l'action est très-foible, après avoir renoncé à tous les médicamens vulnéraires et détersifs.

CONCLUSION.

Favoriser la contraction naturelle des artères utérines, en ranimant l'action de la matrice, et ralentir le cours impétueux du sang par les médicamens intrinséquement froids ou acides, et non d'une manière mécanique par le tampon, le pessaire et les remèdes astringens ; c'est à quoi je conclus d'après l'observation.

XIXe. OBSERVATION.

*PAULINE l'H*** éprouva des mouvemens convulsifs, le cinquième jour de sa couche, par l'impression subite d'un mélange d'odeurs.*

PAULINE l'H*** rue de la Harpe, accoucha très-heureusement d'une fille, le 25 ventose 1786. Cette mère si intéressante par son âge, puisqu'elle avoit obtenu ce titre à quinze ans moins quelques jours, étoit extrêmement blanche, d'un tempérament délicat et d'une irritabilité habituelle du genre nerveux. Le cinquième jour de sa couche elle reçut la visite d'une de ses amies, marchande parfumeuse, qui, profitant d'un moment de loisir,

étoit venue la voir sans cérémonie et sans
autre parure que les hardes qu'elle avoit
portées toute la journée dans sa boutique.
Les odeurs fortes et multipliées dont ses vêtemens étoient imprégnés, firent une telle
impression sur les organes frêles et délicats
de cette jeune accouchée, qu'au même instant elle éprouva des maux de tête violens.
Une heure après, les lochies diminuèrent
sensiblement, la malade éprouva des étouf-
femens, des douleurs dans le bas-ventre, et
enfin des mouvemens convulsifs. On vint m'appeler à minuit, et sur le rapport de la sage-
femme, je ne doutai point que l'état dans lequel se trouvoit actuellement l'accouchée ne
fût l'effet sympathique de l'irritation qui avoit
affecté primitivement les nerfs olfactifs. A la
chaleur suffocante qui régnoit dans la chambre de l'accouchée, aux précautions qu'on
prenoit pour que l'air extérieur ne s'introdui-
sît point dans l'alcove hermétiquement fermé, je sentis que j'aurois à combattre des
préjugés d'autant plus difficiles à détruire,
que la matrone avoit débuté par m'apprendre qu'elle étoit l'élève d'un grand maître.
Sans perdre un temps précieux à combattre
vainement cette vieille esclave de la routine,
je commençai par faire éteindre le feu, et
je décalfeutrai moi-même une croisée que

j'entr'ouvris avec précaution, pour ne point faire passer la malade d'un extrême à l'autre. Ces préliminaires une fois remplis, j'approchai du lit de l'accouchée, je lui fis enlever une des deux couvertures de laine dont elle étoit surchargée; et, après l'avoir laissée respirer un instant l'air pur que je venois d'introduire, je lui fis administrer un lavement émollient. Je substituai à la décoction de racine de canne, une légère infusion de fleurs de tilleul et de camomille pour boisson ordinaire. J'ordonnai une potion cordiale, des embrocations émollientes sur le bas - ventre, et enfin un apozème composé de chicorée sauvage, de bourrache, de poirée et de buglose, apozème que je rendois purgatif en y ajoutant une ou deux onces de syrop de fleurs de pêcher. Par ce simple traitement je rétablis les lochies, et bientôt les mouvemens convulsifs, effet de cette suppression, cessèrent avec les causes qui les avoient produits.

RÉFLEXIONS

Sur la XIXe. Observation.

« Les lochies s'arrêtent accidentellement, dit *Mesnard*, lorsqu'au lieu qu'elles auroient du couler abondamment et plusieurs jours, elles

elles se suppriment tout-à-coup par quelque cause que ce soit, il y a toujours à craindre pour la nouvelle accouchée, car il en arrive souvent des accidens fâcheux : comme difficulté de respirer, palpitations, syncopes, douleur de tête, fièvre aiguë, douleur dans les mamelles, aux reins, aux lombes, suffocation, inflammation à la matrice. Il arrive aussi quelquefois, des convulsions, des délires, et souvent la mort. »

La suppression des lochies peut être l'effet d'une passion violente, tel qu'un mouvement violent de colère, une peur extrême, une joie excessive, etc. Mais quelquefois on n'est pas peu surpris de voir les lochies se supprimer par la cause la plus légère. Une bonne ou une mauvaise nouvelle souvent indifférente à l'accouchée, un cri imprévu, un froid modéré, l'odeur d'une fleur, etc., en interceptant le cours de ces humeurs, peuvent les faire refluer dans le bas-ventre ou sur toute l'habitude du corps ; de-là la fièvre, l'inflammation, l'oppression, le délire et la mort.

Une potion légérement cordiale, les lavemens émollients, les eaux de veau et de poulet, les cataplasmes, des serviettes trempées dans une décoction de feuilles de mauve, de bouillon blanc, de fleurs de camomille et de graine de lin, etc. : tels sont les remèdes simples et généraux qu'on doit employer pour rétablir l'écoulement des lochies. Mais avant de les administrer, il faut rechercher avec soin la cause de cette suppression. Cependant, s'il survient une inflammation avec une tension douloureuse au bas-ventre, il faut avoir recours à la saignée du bras qu'il faut réitérer si le besoin l'exige. La saignée du pied, dans le cas de suppression de lochies avec inflammation, m'a toujours paru moins efficace que la saignée du bras; je la crois même dangereuse, en ce qu'elle peut déterminer vers les parties enflammées un engorgement d'humeurs qu'on a le plus grand intérêt à éviter.

L'on sait par expérience que les odeurs les plus suaves causent aux femmes en couche des révolutions dangereuses. « Ces odeurs fortes, dit *Van-Swieten*, dont plusieurs personnes ont coutume d'abuser au point que, même après avoir changé de vêtemens, toute la surface de leur corps en reste parfumée, sont souvent si contraires aux femmes en couche, qu'elles leur causent bientôt des maux de tête affreux, des délires, des suppressions de lochies (1).

---

(1) *Fragrantes odores, quibus multi adeò abuti solent, ut etiam mutatis vestibus tota cutis illis imbuta maneat, turbant sæpè adeò puerperas, ut mox sequantur enor-*

Si l'on veut se donner la peine de remonter au principe constant, que j'ai déja établi dans mes réflexions sur les VII et XVI observations de cet ouvrage, savoir que *la cause première des convulsions est l'excès de mobilité ou de facilité avec laquelle la fibre se contracte, et que cette mobilité est d'autant plus grande que la fibre est plus grêle, moins forte et plus abreuvée d'humidites*. Si l'on veut, dis-je, se donner la peine de remonter à ce principe incontestable, il sera aisé de se convaincre que tout *stimulus*, que tout agent mécanique ou moral quelconque, capable d'agacer la fibre, doit nécessairement la mettre en mouvement et produire un spasme convulsif.

En effet, les molécules odorantes qui se détachent sans cesse des parfums tels que l'ambre et le musc, et du calice des fleurs, transmises par l'air atmosphérique qui en est imprégné et qui leur sert de véhicule, viennent frapper l'odorat d'une femme en couche; et ses nerfs olfactifs irrités, stimulés par leur action, communiquent sympathiquement à tout le systême l'impression qu'ils ont reçue: de-là les accidens plus ou moins fâcheux qui en résultent.

L'impression communiquée au systême ner-

---

mes capitis dolores, deliria, lochiorum suppressio. Van-Swieten. Comment. Sect. 1331.

S ij

veux d'une femme en couche sera plus ou moins vive, plus ou moins prompte, plus ou moins dangereuse, suivant que le sujet qui la recevra aura la fibre plus ou moins mobile, suivant que l'air aura plus ou moins de ressort, suivant que la malade aura observé un régime plus ou moins échauffant. Ainsi une femme en couche foible et délicate qu'on entretient chaudement dans une chambre bien calfeutrée, où l'on reçoit beaucoup de gens à visite, une femme chez laquelle on provoque les sueurs, par le poids des couvertures dont on la surcharge et par l'usage des boissons sudorifiques, est dans une disposition très-prochaine aux convulsions, parce que dans cette hypothèse le systême nerveux sera d'une irritabilité et d'une mobilité extrêmes. De-là les maux de tête, la suppression des lochies, le délire, les mouvemens convulsifs et la mort.

Si les molécules odorantes des parfums ou des fleurs, qui flattent si agréablement l'organe de l'odorat dans l'état de santé, donnent lieu aux accidens les plus funestes durant la couche, je laisse à penser combien plus dangereux doivent être, pour les femmes en couche, les miasmes putrides qui s'exhalent des linges ensanglantés, du *placenta*, ou des déjections qu'on a l'imprudence de laisser séjourner dans la chambre d'une accouchée et dont la prompte altération, dans un air très-raréfié et privé de son ressort, devient sensible par une dyspnée qui saisit ceux qui entrent dans la chambre.

Les réflexions que je viens de faire, justifieront sans doute aux yeux des praticiens, la méthode curative que j'employai contre cette espèce de convulsions, je me hâte donc de conclure.

CONCLUSION.

1°. Que les odeurs de quelque nature quelles soient sont très-funestes aux femmes en couche. 2°. Que le danger des odeurs pour les femmes en couche est toujours en raison de la foiblesse et de la mobilité de leurs fibres, du défaut de ressort de l'air et du régime échauffant.

XXe. OBSERVATION.

*ADÉLAÏDE L** n'eut point de lochies à sa première couche.*

LE 15 prairial 1791 à sept heures du matin je fus appelé pour accoucher Adélaïde L**, que j'avois soignée à Paris durant sa grossesse, et qui résidoit actuellement dans une maison de campagne voisine des barrières. Son accouchement naturel fut terminé vers les six heures du soir et n'offrit aucune circonstance particulière digne d'être rapportée. Trois heures après l'accouchement, je laissai Adélaïde L ** sans fièvre et dans le meilleur état possible. Elle avoit auprès d'elle deux personnes pour la servir, une garde et une duègne qui faisoit l'entendue parce qu'elle avoit suivi, disoit-elle, plusieurs cours d'accouchemens. Après l'Etre suprême je ne crains rien tant au monde que ces gardes à prétention ; ce sont de vrais fléaux pour les femmes en couche, parce que n'ayant pour toute pratique qu'une marche aveugle, elles veulent l'appliquer à tous les cas. Ce docteur femelle ne voyant point de lochies fut fort inquiet sur le sort de l'accouchée spécialement confiée à ses soins. J'arrive le lendemain, elle me fait part de ses observations ; je cherche à la rassurer par l'état présent de l'accouchée qui n'avoit ni fièvre, ni étouffement, ni douleur dans la région hypogastrique, mais dont la transpiration étoit très-considérable, quoiqu'elle n'eût rien pris pour la provoquer. Mes raisons ne la satisfirent pas sans doute, et à force de *mais*, de *si*, et de *peut-être* elle parvint à donner de vives inquiétudes à l'époux de l'accouchée, le C. L** professeur respectable et auteur d'un ouvrage plein de goût et d'érudition, qui vint chez moi à onze heures et demie du soir; et, d'après le rapport qu'il me fit lui-même de la situation de son épouse, je crus pouvoir l'assurer qu'elle n'avoit rien d'inquiétant. Quatre jours se passèrent sans qu'il survînt le moindre accident; et l'accouchée étoit moins malade que les personnes qui l'entouroient, car ce défaut de lochies leur avoit fait perdre la tête. Enfin on consulta plusieurs officiers de santé, et entre autres le docteur *Bosquillon*, professeur au collège de France, qui vint voir l'accouchée et acheva par sa présence de calmer les esprits. La transpiration se soutint jusqu'au quatorzième jour après l'accouchement, et cette évacuation suppléa à celle des lochies.

RÉFLEXIONS

Sur la XXe. Observation.

A l'instant physique de la conception, la liqueur prolifique de l'homme dardée dans la matrice s'y coagule, et, moulée sur ce viscère, elle y reçoit la forme d'un gateau, ce qui lui a fait donner le nom de *placenta*.

Le placenta, délivre ou arrière-faix, est composé d'un amas prodigieux de vaisseaux de toute espèce, qui, infiniment petits et mobiles, immédiatement après l'éjaculation, ont été pris par les mycroscopistes pour des vers spermatiques nageant dans la liqueur séminale.

Les vaisseaux du *placenta*, par leur insertion ou leur adhérence aux vaisseaux du fond de la matrice, forment cette anastomose merveilleuse qui établit un commerce intime entre la mère et l'enfant.

Peu de temps après la conception et durant tout le cours de la grossesse, les vaisseaux et le tissu cellulaire de la matrice s'étendent, se dilatent, s'engorgent de sang, de lymphe et de sérosité. Ces fluides ne parcourent qu'avec une extrême lenteur, les routes de leur circulation, afin de préparer, par une longue élaboration dans la matrice et le *placenta*, le suc nouricier destiné à l'accroissement du fœtus.

Immédiatement après la naissance de l'enfant, la matrice se ressèrre, ses vaisseaux et son tissu cellulaire sont comprimés par ce resserrement successif et gradué. Les fluides surabondans jaillissent par les extrémités béantes des vaisseaux que le décollement du *placenta* a laissés à découvert, et ces fluides surabondans, qu'on appelle lochies ou vidanges, s'écoulent par le vagin.

La quantité des lochies est toujours en raison

de la surabondance des fluides contenus dans les vaisseaux de la matrice après le décollement du *placenta*, et la durée de cette évacuation est toujours proportionnée au temps que les extrémités béantes des vaisseaux du fond de la matrice emploient à se contracter. D'où je conclus qu'une accouchée qui n'a que très-peu ou point de lochies, est celle dont les fluides surabondans s'épanchent en grande partie ou en totalité immédiatement après le décollement du *placenta*, et chez laquelle les extrémités des vaisseaux sanguins se resserrent sur le champ ou peu de temps après l'accouchement.

On a observé que les femmes qui ont très-peu de lochies, sans en être incommodées, sont celles qui ont les vaisseaux très-petits et l'habitude du corps spongieuse ; et que la nature supplée alors à cette évacuation par une transpiration abondante, un cours de ventre, (1) une hémorragie de nez, (2) des mamelles, (3) etc.

----

(1) *Observavi aliquoties lochia salutariter non rarò per alvum expurgata.* Bartholinus.

(2) *A retentis lochiis, febris acutissima, doloresque abdominis fuerunt oborti, donec lochiis per nares erumpentibus hæc omnia cessârunt.* Salmuth.

(3) *Quin et observatum fuit, aliquando per mammas, suppressa lochia salutariter fuisse evacuata.* Salmuth.

« J'ai vu plusieurs femmes, dit *Mauriceau* (1), avoir très-peu de vidanges, sur-tout dans tout le temps de leur couche, sans qu'il leur en arrivât un notable préjudice ; mais ces sortes de femmes étoient ordinairement beaucoup plus incommodées de l'abondance de leur lait que celles qui ont leurs vidanges, en une raisonnable quantité ; et elles avoient aussi, au défaut de leurs vidanges, des sueurs plus abondantes et plus fréquentes que les autres, par lesquelles sueurs la matière des vidanges étoit détournée et en partie dissipée. »

« J'ai vu, dit *La Motte*, (2) deux femmes de cette ville qui étoient sèches dès le lendemain de leurs couches, sans que leur ventre fût aucunement gonflé ni grand, et sans qu'elles ressentissent aucune tranchée, se portant si bien qu'elles se seroient bien relevées deux jours ensuite, quoiqu'elles ne le fissent qu'au huitième jour. J'ai aussi vu deux dames que j'accouchai en l'année 1710, l'une d'ici et l'autre à huit lieues de cette ville, qui se trouvèrent le cinquième jour après leurs couches aussi sèches qu'elles l'étoient avant que d'accoucher ; ce qui les inquiéta très-fort, et les obligea à me consulter pour savoir ce que je pensois, et

----

(1) Tome I. livre III. pag. 419. 6. édit.
(2) Traité d'accouchemens, pag. 1121.

quel remède il y avoit à faire à un accident aussi extraordinaire; mais, comme je ne leur trouvai ni fièvre, ni tension au ventre, ni aucune autre douleur, je les assurai que tout iroit bien et qu'elles ne devoient rien craindre de cette suppression, puisqu'elles n'en ressentoient aucun mauvais effet. »

Mon observation, qui confirme celles de ces deux accoucheurs célèbres, m'a paru plus importante à raison du défaut absolu de lochies ; accident qui pourroit inquiéter les jeunes praticiens, et les déterminer en pareil cas à provoquer cette évacuation par l'usage des emménagogues ou de la saignée, remèdes héroïques qui, bien administrés, peuvent être très-utiles dans les cas de suppression des lochies, mais qui ne pourroient être que funestes à l'accouchée, en s'opposant à une crise naturelle qui auroit délivré la malade de cette humeur surabondante. (1)

Un officier de santé doit donc peu s'inquiéter et de la quantité et même du défaut absolu de lochies, lorsque cette évacuation n'a été ni

---

(1) *Cautus ergo sit medicus, ne turbet motum naturæ, quem facilius est impedire quàm corrigere ; et, nisi notabile damnum adferat excretio lochiorum per aliena loca, semel cœpta vestigia ne turbet, sed naturæ motum permittat.* Etmuller. de reg. puerp. pag. 519.

diminuée ni supprimée ou par un air froid, soit durant le travail, soit aprés l'accouchement, ou par l'impression des odeurs, ou par une inflammation de matrice, ou par l'effet d'une passion violente ; accident qui est toujours accompagné de douleurs et de pulsations dans la matrice, de la difficulté de respirer, de sueurs froides, de fièvres, de délire, et qui, quelquefois, est suivi de la mort la plus prompte.

C'est sur-tout dans une circonstance aussi critique, qu'un jeune praticien doit joindre à un excès de prudence une force de caractère propre à résister aux sollicitations d'une famille qui, par une crainte peu éclairée, voudroit qu'on provoquât un écoulement, dont la suppression naturelle ne doit jamais inquiéter les personnes instruites des vrais principes de l'art.

CONCLUSION.

Je conclus de cette observation que l'officier de santé le plus instruit se flatte envain de quelque succès dans la pratique, s'il est dépourvu de génie, qui seul peut suppléer à l'insuffisance de l'art, calculer les ressources de la nature, et devenir sa boussole dans les circonstances les plus orageuses.

XXIe OBSERVATION.

*JULIE D** étoit menacée d'une métastase laiteuse à la tête, accident qui fut prévenu par l'application des ventouses aux deux bras.*

JULIE D** rue de la montagne du Panthéon, âgée de 23 ans, d'un tempérament sanguin, d'une taille au-dessous de la moyenne, chargée d'embonpoint, avoit le cou très-court, beaucoup de gorge, fesoit peu d'exercice, et n'étoit point ennemie de la bonne chère. Elle accoucha très-heureusement de son premier enfant le 21 prairial 1791. Je fis tout ce qui dépendoit de moi pour la déterminer à allaiter son enfant; mais son genre de commerce fut pour elle un obstacle invincible à l'accomplissement d'un devoir dont le sacrifice parut coûter cher à son cœur maternel. Dès le second jour de la couche, ses mamelles étoient prodigieusement distendues. Déja l'engorgement de l'humeur laiteuse devenoit très-sensible à la vue et très-douloureuse au toucher, autour du cou et sous les deux aisselles. Je fis part de mes craintes au C. D** son époux, capable de sentir la solidité de mes raisons et justement effrayé par deux exemples encore récents de morts subites occasionnées par des métastases laiteuses, survenues chez deux voisines amies de son épouse, savoir Marceline L*** épouse d'un marchand limonadier, et Maxence B** épouse d'un marchand peaussier. Autorisé par le mari à employer au soulagement de l'accouchée tous les moyens que je croirois les plus propres à éviter un pareil malheur, je lui appliquai sur le champ les ventouses sèches à la partie moyenne et interne de chaque bras. Je fis de légères incisions à chaque tumeur, et je pansai les deux plaies avec la pommade de sainbois (1). La quantité prodigieuse de lait qui s'épancha peu de temps après par ce double émonctoire, et le soulagement sensible qu'éprouva presque aussitôt l'accouchée, m'attestèrent l'efficacité d'une méthode dont le succès, confirmé par l'expérience, m'engage à la publier avec confiance comme une nouvelle ressource de l'art en faveur des mères qui sont dans l'impossibilité morale d'allaiter leurs enfans.

RÉFLEXIONS

Sur la XXIe. Observation.

Les découvertes les plus importantes dans

___

(1) Cette pommade se vend chez un apothicaire rue Dominique F. C.

l'art de guérir ne sont pas toujours celles qui ont exigé de la part de leur auteur le plus de contention d'esprit, le plus de connoissances profondes, mais celles au contraire dont l'utile simplicité est si évidente, si incontestable, que chacun s'étonne de ne les avoir pas imaginées le premier. Tel fut le sentiment que j'éprouvai la première fois que je lus l'article suivant, dans un ouvrage (1) dont le mérite n'a été contesté que par un moine fanatique (2).

« Les Américaines qui habitent les bords du fleuve des Amazones font passer leur mamelles par dessus les épaules, et donnent ainsi à tetter à leurs enfans qu'elles portent sur le dos dans un petit panier. Quelquefois elles sont si surchargées par la grande quantité de lait que, pour s'en débarrasser promptement, elles placent sous une cloche de verre de l'amadou allumé sur l'une et l'autre épaule, et, à l'aide de ces ventouses, elles obtiennent à l'instant même un épanchement considérable d'humeur laiteuse, ce qui leur procure un soulagement aussi prompt que salutaire. »

Cette méthode employée avec succès chez des peuples sauvages, et par là même plus près

______

(1) *Recherches philosophiques sur les Américains.*
(2) Voyez la réfutation de cet ouvrage par D. *Pernetti.*

que nous de la nature, me frappa d'abord par sa simplicité, et bientôt je l'envisageai comme une ressource précieuse contre les métastases laiteuses. Je l'ai pratiquée toutes les fois que l'engorgement des mamelles et du cou m'a fait craindre pour les jours des nouvelles accouchées, et j'en ai toujours obtenu des effets aussi prompts que merveilleux.

Les ventouses procurent sur le champ et sans inconvénient l'écoulement du lait qu'on n'obtiendroit par les vésicatoires que plusieurs heures après leur application et avec un danger évident pour les jours d'une accouchée.

D'ailleurs les vésicatoires, à raison de leur action stimulante sur la vessie et la matrice, ont les plus mauvaises suites pour les femmes en couches, en enflammant la matrice et en causant quelquefois la gangrène et la mort.

« Nous ne pouvons défendre avec trop de « soin, a dit un auteur (1), l'usage des vésica- « toires contre toutes les maladies des femmes « en couche, dans les premiers jours qui sui- « vent l'accouchement, où les vaisseaux sont « si gorgés, et où les parties dont le *placenta* « a été séparé sont si sensibles et si suscepti- « bles d'être offensées par les sels caustiques

______

(1) Précautions générales dans le traitement des fièvres.

des

« des cantharides. On a vu plusieurs malheurs
« suivre l'application des vésicatoires à cette
« époque.

Baglivi nous a transmis l'histoire d'une
femme en couche à qui un médecin fit appliquer les vésicatoires. Les lochies qui cou-
loient auparavant se supprimèrent bientôt.
Elles reparurent quelques jours après et alors
la malade commença à ressentir dans le bas-
ventre une douleur si vive, qu'elle ne pouvoit
pas même souffrir la pression du doigt. Ensuite
elle eut des sueurs froides accompagnées de
refroidissement des extrémités. Peu de jours
après, elle parut aller un peu mieux, mais
tout à coup elle fut attaquée d'une difficulté
de respirer très-grande, convulsive et qui se
convertissoit quelquefois en délire; d'un dévoiement jaune et fétide, qui dura huit jours;
et enfin elle mourut le dix-huitième jour de
la maladie. Les vésicatoires, ajoute l'auteur,
furent employés avec un désavantage évident
pour la malade (1).

Manningham (2) dit que les vésicatoires,
employés dans les trois premiers jours des
maladies qui surviennent aux femmes en

---

(1) Bagliv. oper. p. 590.
(2) Aphor. Med.

T

couche, sont toujours dangereux et causent souvent la mort.

Les vésicatoires, dit *Glass* (1), ne me paroissent pas toujours utiles dans les fièvres; car quelques-unes du genre des putrides, dissolvent le sang et le convertissent en une matière sanieuse et corrompue.

Je ne connois pas de manière plus pernicieuse, dit *Grant* (2), que celle qui met en usage les vésicatoires dans le commencement des fièvres, sur-tout des fièvres putrides et bilieuses. Ils augmentent l'inflammation, et donnent beaucoup plus d'intensité à l'acrimonie de la matière morbifique.

CONCLUSION.

Je conclus de cette observation et de plusieurs autres, que les ventouses appliquées aux bras des femmes en couches qui ne peuvent point allaiter leurs enfans, sont seules propres à opérer une révulsion prompte et salutaire de l'humeur laiteuse, lorsqu'on a lieu de craindre une métastase à la tête ou à la poitrine.

---

(1) Comment. de *Glass*.
(2) *Grant*, sur les fièvres.

XXIIe OBSERVATION.

*R o s e H** éprouve une métastase laiteuse à la bouche , pour s'être fait arracher une dent au vingt-troisième jour de sa couche.*

R ose H** âgée de 19 ans , accoucha le 28 frimaire 1789, pour la troisième fois. Cette jeune mère de famille , à qui son époux refusa la satisfaction d'allaiter ses enfans , éprouva un mal de dents si violent le vingt-troisième jour de sa couche, que, contre mon avis , et à mon insu , elle se détermina à s'en faire arracher une à la machoire supérieure. L'inflammation occasionnée par l'extraction de cette dent y attira bientôt l'humeur laiteuse. L'intérieur de la bouche, la langue et les dents devinrent noires ; le voile du palais offroit une tumeur de la forme et du volume d'une noisette. La malade rejetoit continuellement une salive épaisse et brûlante ; le lait s'échappoit goutte à goutte , et tomboit de l'alvéole de la dent arrachée.

Appelé dans cette extrémité , 1°. j'appliquai sur le champ les ventouses à chaque bras ; 2°. j'ordonnai des fumigations dans la bouche avec la décoction des fleurs de sureau, de

la racine de guimauve et du lait ; 3°. un gar-
garisme avec l'orge, le miel de Narbonne,
et une tête de pavot ; 4°. des cataplasmes avec
la mie de pain, le lait, les feuilles de parié-
taire, le tout arrosé avec de l'huile de lys ;
cataplasmes que je fis appliquer sur chaque
mamelle, et le troisième sur la région hypogastrique, pour ramener le lait au sein et
à la matrice ; 5°. l'eau de gruau et l'infusion
de bourrache, édulcorée avec du sirop de guimauve, pour boisson ordinaire ; 6°. de trois
en trois heures une tasse de bouillon, moitié
bœuf, moitié veau, pour toute nourriture ;
7°. des lavemens émolliens ; 8°. le pédiluve ;
9°. une potion calmante et anti-spasmodique.

En moins de douze heures, le petit abcès perça, et la malade fut soulagée. Quelques
jours après, je lui fis prendre une demi-once
de sel d'epsom dans une décoction de feuilles de chicorée sauvage.

Le 3 nivose 1790, environ un an après
cet accident, Rose H** me fit appeler pour
me dire qu'elle *voyoit* tous les quinze jours ;
ce qui l'inquiétoit d'autant plus qu'elle éprouvoit assez souvent des douleurs dans la matrice. Cependant, à cette inquiétude près, elle
m'avoua qu'elle jouissoit de la meilleure santé.

Cette jeune femme étoit d'un tempérament
sanguin ; elle étoit sujette à des hémorrhagies

de nez assez fréquentes, avant de voir ses règles se reproduire deux fois par mois. D'ailleurs la quantité de sang qui s'épanchoit actuellement en deux fois, n'étoit pas plus considérable que celle qui avoit lieu précédemment tous les mois, et par la matrice, et par le nez.

D'après ces considérations, je lui conseille de s'inquiéter fort peu de ce nouveau mode d'évacuation, nécessaire sans doute à son économie, puisque sa santé, jusque-là chancelante, sembloit avoir été consolidée par cette révolution. La prétendue malade insista; et, pour guérir son imagination, je crus pouvoir lui permettre de prendre sans conséquence pendant huit jours, trois ou quatre gouttes de baume de copahu, en y incorporant la quantité de sucre nécessaire pour les avaler. Elle faisoit usage pour la troisième fois de ce remède, lorsque je fus mandé, parce que déja elle éprouvoit un mal de dents cruel. L'abcès, qui avoit eu lieu au palais lors de l'extraction de la dent, se formoit : les symptômes, à la vérité, furent moins graves; mais, malgré la prompte administration des secours dont j'ai déja donné le détail, l'abcès laiteux ne perça qu'au bout de vingt-quatre heures.

Le 6 floréal 1791, dix-sept mois après le second accident, Rose H ** se plaignoit depuis quelque tems, que la suppression d'un écoulement laiteux par la voie naturelle, avait prodigieusement augmenté, par congestion, le volume de la matrice, et conséquemment celui de l'abdomen, sans néanmoins avoir altéré sa santé. *J'ai honte*, me disoit cette charmante malade dans l'amertume de son ame, *j'ai honte de paroître en public, tant j'engraisse et j'épaissis, moi qui avois une taille....* Vous vous plaignez d'un mal que d'autres vous envient, lui dis-je; mais s'il est possible de rétablir l'écoulement sans nuire à votre santé, je le ferai volontiers. Et d'abord je lui prescrivis la potion suivante : eaux distillées de fleurs d'orange, de tilleul, de menthe et de mélisse, de chaque une once; sirop de limons, deux onces, à prendre par cuillerées de deux en deux heures. Cette potion légèrement cordiale, en rétablissant la circulation dans la matrice, augmenta le ressort de ce viscère, et en diminua sensiblement le volume.

Rose H** se félicitoit déja de ce premier succès, lorsque l'humeur laiteuse chassée de la substance spongieuse de la matrice par la contraction artificielle de ses parois, loin de prendre son cours au dehors comme auparavant par la voie naturelle, se porta avec impétuosité vers la bouche; ce qui occasionna un troisième accident, analogue au précédent.

Enfin, convaincue par sa propre expérience qu'on ne brave jamais impunément la nature dans l'exercice de ses fonctions, et que l'art ne sauroit en intervertir l'usage impunément, Rose H** fit généreusement le sacrifice que sa santé exigeoit de son amour - propre : et toutes les fois qu'elle ressent des maux de dents hors l'état de grossesse et de couche, elle se contente d'appliquer sur le champ une ventouse au bras, et de garder le régime dont j'ai donné le détail.

RÉFLEXIONS

Sur la XXIIe. Observation.

Il seroit inutile de s'amuser à prouver au lecteur que Rose H** commit une imprudence en se faisant arracher une dent avant que la douleur ne fût appaisée. C'est une vérité trop généralement reconnue pour que les gens de l'art puissent la révoquer en doute. Mais un fait moins connu, et bien digne de l'être, c'est qu'il est toujours dangereux pour une femme enceinte ou en couche de se soumettre à une opération, qui non-seulement est inutile, puisque la perte d'une dent arrachée entraîne presque toujours la perte de sa voisine ou de sa parallèle (1), mais qui peut

____

(1) Je connois des femmes à qui chaque enfant qu'elles ont mis au monde a coûté une dent, parce

être suivie d'une inflammation capable d'attirer les humeurs à la bouche, et d'y établir un foyer putride, source inépuisable d'angoisses et d'accidens affreux, tels que celui que je viens de décrire, et dont il faut avoir été témoin oculaire, pour s'en faire une juste idée.

La première indication à remplir étoit de faire une prompte révulsion de l'humeur laiteuse; et, à cet effet, je mis deux vésicatoires. Mais ici je parois être en contradiction avec moi-même, en faisant usage du vésicatoire, tandis que j'ai prouvé ailleurs le danger de son application durant la couche, par les autorités les plus respectables. J'explique en deux mots cette contradiction apparente. D'abord il me fut impossible de déterminer la malade à l'application des ventouses, et moins encore à celle du cautère actuel. Mais, en premier lieu, lorsqu'une inflammation à la bouche peut déterminer l'humeur laiteuse à se porter à la tête, et que cette prompte métastase peut frapper la malade d'apoplexie comme

---

que l'humeur laiteuse se portant à la bouche après chaque accouchement, y carioit la voisine ou la parallèle de celle dont on avoit fait l'extraction ; tandis que, si l'on se fût contenté d'évacuer l'humeur laiteuse par les ventouses, le lait, en se reportant à chaque couche sur la même dent, n'auroit point altéré ou carié les autres.

d'un coup de foudre, et qu'on n'a pas le choix des moyens curatifs, on est bien forcé d'avoir recours à celui qui, à la vérité, ne mérite point la préférence, plutôt que d'exposer la malade à un danger évident. En second lieu, je prie mon lecteur de se souvenir que les motifs qui ont déterminé avec raison les meilleurs praticiens à proscrire les vésicatoires durant la couche, ne subsistoient point dans la circonstance présente. En effet, quand l'application des vésicatoires peut-elle être dangereuse? 1°. Dans les premiers jours de la couche. 2°. Lorsque l'accouchée, est atteinte d'une fièvre puerpérale, miliaire, putride ou bilieuse. 3°. Toutes les fois qu'une inflammation à la matrice peut être augmentée par les sels caustiques des cantharides. Or Rose H** étoit au trente-troisième jour de sa couche lorsqu'elle fit arracher sa dent ; elle jouissoit de la meilleure santé, après l'accouchement le plus naturel et la couche la plus heureuse. Enfin la matrice, parfaitement saine, avoit repris l'usage de ses fonctions. Je pouvois donc sans crainte employer les vésicatoires. Cependant, rigoureusement fidèle aux principes, j'exhorte les jeunes praticiens à n'employer les vésicatoires, durant la grossesse ou la couche, que dans le cas d'une nécessité absolue.

J'appliquai deux vésicatoires, un à chaque bras ; parce que j'ai observé plusieurs fois que l'humeur qu'on veut attirer ayant constamment plus de propension à se porter d'un côté que de l'autre, on perdroit tout au moins un tems bien précieux dans des accidens aussi graves, si l'on n'avoit pas le bonheur de rencontrer le côté favorable, en plaçant au hasard un seul vésicatoire : au lieu qu'on ne peut se tromper lorsqu'on a l'attention d'en appliquer deux ; on entretient celui qui donne le plus, et on abandonne l'autre à lui-même.

Mais la perte du tems n'est pas le seul motif qui doive déterminer en pareil cas un praticien prudent à mettre deux vésicatoires au lieu d'un ; c'est qu'il est à craindre encore que la malade, après avoir souffert inutilement de l'application d'un premier vésicatoire, ne se refuse à un second, et par-là ne se prive du seul moyen que l'art puisse employer pour l'arracher à un danger imminent.

Toutes les fois qu'un lait retenu ou répercuté a franchi ses digues naturelles, l'objet principal d'un officier de santé doit être de le ramener à ses deux sources primitives, les mamelles, ou à son réservoir commun, la matrice, dont le tissu spongieux le reçoit et le recelle jusqu'à ce que les contractions naturelles des parois de ce viscère l'expulsent au dehors par le vagin ou seul ou mêlé avec le flux menstruel. C'est pour remplir cette seconde indication, que j'ordonnai des cataplasmes sur chaque mamelle et sur la région hypogastrique.

Mais ce n'est point sur le premier accident que j'ai voulu fixer principalement l'attention du jeune praticien. Le second et le troisième, que j'ai provoqués moi-même, lui offriront sans doute des réflexions plus importantes.

Depuis un an Rose H** jouissait de la meilleure santé; mais inquiète de voir ses règles se reproduire deux fois par mois, elle exige que je lui donne mes soins. Je lui fais prendre quelques gouttes de baume de copahu. A peine a-t-elle fait usage de ce remède, que les vaisseaux de la matrice se resserrent, les parois de ce viscère se contractent, et l'humeur laiteuse, chassée de son tissu spongieux, se porte avec impétuosité vers la bouche.

Dix - sept mois après ce second accident, j'ordonne une potion dans la vue d'augmenter le ressort des fibres de la matrice, et la contraction de ce viscère reproduit pour la troisième fois le même phénomène.

J'ai dit vingt-fois et je répète, car les vérités importantes ne sauroient être trop souvent manifestées, que les femmes jeunes, robustes et qui ont beaucoup de lait, s'exposent à des maux incalculables lorsqu'elles ne veulent point allaiter leurs enfans. Cependant la nature dont les ressources sont infinies, la nature qui a dû prévoir dans sa sagesse que l'enfant pouvoit mourir immédiatement après la naissance, la nature qui a voulu sans doute protéger le sexe et l'encourager à lui payer encore le tribut de la maternité, la nature, dis-je, a construit un réservoir dans lequel les mamelles viennent dégorger le lait qui n'a pu remplir sa destination. Ensorte qu'il est probable que la plupart des accouchées, marâtres envers leurs enfans, le seroient peut-être impunément jusqu'à l'époque de la suppression totale des règles, révolution que tant d'amas laiteux rendent si fatale aux femmes, où la nature se venge de leur insensibilité, si les boissons sudorifiques, le défaut d'air vital, les exhalaisons putrides, le mauvais régime, enfin mille préjugés, enfans de l'ignorance, ne s'opposoient nécessairement, durant la couche, au retour du lait dans son réservoir commun.

Quel est donc le viscère susceptible, par sa structure, d'un développement assez considérable pour recevoir dans son tissu l'humeur laiteuse surabondante sans troubler les fonctions de l'économie? Les dissections anatomiques, confirmées par l'observation physique et médicale, nous ont donné depuis long-temps la solution de ce problême, et nous apprennent que, de tous les viscères, la matrice est le seul qui puisse recéler le lait dans sa substance spongieuse, soit pendant la grossesse, soit durant la couche, soit après l'accouchement (1).

C'est sur cette vérité qu'est fondé, sans doute, un proverbe assez trivial, mais confirmé par l'expérience, que *les enfans gâtent la taille.* En effet, à mesure que les parois de la matrice se dilatent, ou par l'engorgement total du fluide que la nature destinoit à la nutrition de l'enfant, ou par le superflu de ce même fluide après l'allaitement, la taille doit s'épaissir. Il seroit donc évidemment absurde et dangereux de prétendre ramener, pendant la couche, à sa forme primitive, une taille

----

(1) Tout le monde sait que le sein des femmes enceintes grossit, et que celui des femmes en couche qui n'allaitent point diminue sensiblement de volume, quelques jours après l'accouchement. Quelle peut donc être la cause de ces phénomènes, si ce n'est le flux et reflux alternatif du suc nourricier, de la matrice vers les mamelles pendant la grossesse, et des mamelles vers la matrice pendant la couche.

élégante et svelte avant la grossesse. Ainsi les compressions, que des matrones ignorantes ou des femmelettes routinières exercent sur le ventre des accouchées, sont plus propres à causer une inflammation de matrice qu'à atteindre le but qu'elles se proposent.

Importuné par les plaintes et la sollicitude de Rose H***, je tentai, quoiqu'à regret, d'expulser au dehors, par le vagin, l'humeur laiteuse renfermée dans le tissu de la matrice, en opérant physiquement, et par degrés, la contraction d'un viscère qu'on se flatteroit en vain d'obtenir par une compression mécanique. C'est d'après le mauvais succès de cette pratique que je me crois autorisé à conclure.

CONCLUSION.

1°. Que la matrice est le réservoir commun du lait inutile par le défaut d'allaitement, ou superflu après l'allaitement. 2°. Que le premier objet d'un praticien éclairé doit être de ramener aux mamelles et à la matrice un lait retenu ou répercuté. 3°. Que la compression physique ou mécanique de ce viscère peut causer une métastase laiteuse. 4°. Que les seuls remèdes efficaces pour dégorger la matrice du lait qui s'y entasse à chaque couche, sont l'allaitement, les lavemens émolliens, les légers diaphorétiques et les purgatifs pris dans la classe des sels neutres, employés à petite dose et souvent réitérés.

XXIIIe. OBSERVATION.

*MAGDELAINE B**, au neuvième jour de sa couche, fut atteinte d'une fièvre miliaire, provoquée par la chaleur et les boissons sudorifiques.*

MAGDELAINE B** accoucha le 25 nivose 1784. Au troisième jour de sa couche, elle ressentit un frisson. La sage-femme la surcharge de couvertures et de hardes, et lui ordonne une boisson sudorifique. Cependant, le danger de la malade augmentant sensiblement, la sage-femme conseilla à son mari de la faire transporter à l'hospice des femmes en couche : mais Magdelaine B**, prévenue contre le régime de cet hospice, déclara qu'elle préféroit mourir chez elle que d'avoir la douleur de s'y voir transporter. Mon hôtesse rue des Boulangers, m'engagea à lui donner des soins, que l'humanité seule est en droit de réclamer de toute ame sensible. Je la vis, pour la première fois, le neuvième jour de sa couche. La malade logeoit à un cinquième étage, sous le toit, rue Victor. Une chambre, ou plutôt un cabinet peu spacieux, servoit à la fois d'atelier à son mari, faiseur de *joujous*, et de réduit à trois petits enfans. Un poële placé au centre, et rougi par le feu, échauffoit cette malheureuse famille, et entretenoit la malade dans des sueurs abondantes. Je n'offrirai point ici le tableau de l'état déplorable dans lequel je trouvai l'accouchée, que je fus assez heureux de guérir en vingt-sept jours. Mon observation ne porte que sur un fait déja constaté par la pratique des plus grands maîtres. En examinant avec attention la surface du corps de la malade, je vis sa peau couverte d'une éruption miliaire, plus abondante sur la poitrine que sur toute autre partie du corps. Je fis éteindre le feu du poële; je purifiai l'air du cabinet, en y introduisant par degrés l'air extérieur. Je prescrivis à la malade une *boisson émétisée*; *l'ipécacuanha*, à la dose de six grains, de deux jours l'un; des *lavemens émolliens*; un *régime rafraîchissant*: et j'eus la satisfaction de voir en très-peu de jours disaproître sans retour ces pustules rougeâtres, que je ne regarde point comme critiques, mais comme l'effet des sueurs abondantes.

RÉFLEXIONS

RÉFLEXIONS

Sur la XXIIIe. Observation.

La fièvre miliaire, observée pour la première fois en Allemagne vers le milieu du siècle dernier, et en Angleterre en 1685, est-elle une maladie purement symptomatique, ou une maladie principale idiopathique?

Ce problême avoit été résolu par *Sydenham*, *Allionius*, *Shebbeare*, *de Haen*, *Cullen*, *White*, lorsque ma propre expérience est venue m'apporter la conviction intime d'un fait dont il n'étoit déja plus permis de douter, d'après le témoignage de tant de praticiens célèbres, je veux dire que l'éruption miliaire est une maladie purement symptomatique.

Sydenham a observé que la fièvre miliaire est un symptôme de putridité dans un grand nombre de maladies, et que si les femmes en couche sont particulièrement sujettes à des éruptions, c'est à raison de cette disposition putride, et du relâchement de la peau, dont le ton a été détruit par un traitement trop chaud.

Allionius, qui a traité cette maladie dans le plus grand détail, est parfaitement d'accord avec l'Hippocrate anglois. La fièvre mi-

liaire doit être rapportée aux mêmes causes qui produisent la putridité en général, et
les maladies qui s'en suivent. Une éruption
miliaire accompagne souvent les fièvres putrides et les autres fièvres éruptives. Quoique les femmes en couche soient communé-
ment les premières, et les plus universelle-
ment attaquées de cette maladie, elle ne se
borne cependant pas à elles seules. La plus
part des choses qui sont utiles ou nuisibles
dans les fièvres putrides, le sont pareillement
dans celle-ci.

Shebbeare dit que l'éruption miliaire est
plutôt un symptôme du médecin que de la
maladie ; qu'il est à craindre que quelques-
uns ne soient parvenus, par une mauvaise pratique, à engendrer les fièvres miliaires, et
n'aient mérité par-là le titre de *manufactu-
riers* de cette maladie ; que la sueur augmentée, ainsi que la chaleur long-temps entrete-
nue lui donnent souvent naissance, et que le
moyen le plus efficace de la prévenir est de
soutenir la chaleur vitale par des remèdes
très-doux, et employés uniformément.

De Haen assure que les médicamens chauds,
le régime échauffant, et la chaleur des chambres exactement fermées, sont les causes auxquelles on doit attribuer ces éruptions qui sont
si fréquentes à Vienne. Il dit encore qu'elles

sont dues aussi quelquefois aux miasmes et aux exhalaisons que répandent plusieurs malades couchés dans la même chambre. Il n'y a eu, cette année dans l'hôpital, dit le même auteur, aucune éruption miliaire. Seroit-elle éteinte à Vienne ? Non ; mais c'est que nous ne la provoquons plus par un mauvais traitement. *Miliaria, hoc anno, in nosocomio nulla. An quòd extincta Viennæ ? Minimè ; sed quòd eadem non fabricemus.*

L'année s'écoule, dit encore le même auteur, et avec le secours de la providence, sans que j'aie vu d'éruption miliaire ou pétéchiale, ni dans l'hôpital, ni dans la ville, ni dans les faubourgs, chez les malades, qui, m'ayant appelé à leur secours, ont suivi docilement le régime que je leur ai prescrit. *Transit, cum bono deo, iterum pro more, annus academicus, sine miliaribus aut petechiis ; tum in nosocomio, tum in urbe et in suburbiis, apud ægros, qui mihi ad consilia vocatos, obtemperârunt in toto regimine.*

L'éruption miliaire, dit *Cullen*, est si souvent symptomatique, que l'on a droit de soupçonner qu'elle n'est jamais maladie principale idiopathique. Elle paroît tellement dépendre des circonstances particulières de la peau, que j'ai observé dans une fièvre de rhumatisme où elle se manifesta, qu'elle ne venoit qu'aux parties qui étoient couvertes avec la flanelle. D'où je conclus que l'éruption miliaire ne dépend pas d'une matière particulière, propagée par la contagion, mais d'une matière qui peut être quelquefois engendrée dans le corps humain, par l'effet de certaines circonstances, telles que la fièvre, la chaleur, l'inflammation et les sueurs.

S'il est quelque fait de médecine, dit *Ch. White*, sur lequel je puisse prononcer avec certitude, c'est celui-ci : que l'on est le maître de prévenir les fièvres miliaires des femmes en couche. Je suis également sûr que l'on peut s'opposer efficacement à leur progrès lorsqu'elles commencent, sans avoir à redouter aucun de ces accidens funestes, qui ne les accompagnent que trop souvent lorsqu'on les laisse parcourir leurs périodes ordinaires.

Les auteurs qui ont écrit sur cette maladie, ne sont d'accord ni sur la nature de ses causes, ni sur ses symptômes, ni sur la manière de la traiter ; mais tous paroissent s'accorder sur ces points particuliers, savoir : 1°. que les femmes en couche sont particulièrement sujettes à cette maladie ; 2°. que cette maladie approche, par sa nature, des fièvres malignes et putrides ; 3°. que l'éruption est provoquée par les sueurs du lit, et qu'elle est très-abondante dans les parties du corps qui ont sué le plus ; 4°. que les pustules sortent avec une sueur modérée et soutenue, ou copieuse et abondante ; mais que ces sueurs abondantes ne sont point critiques, quelle que puisse être l'éruption ; 5°. que les malades sont sujets à plus d'une pousse ; 6°. que les éruptions miliaires ont accompagné souvent les fièvres inflammatoires, et la plupart des maladies qui attaquent le corps humain ; 7°. qu'un événement heureux ne dépend point de la quantité ou de la promptitude de l'éruption, mais qu'au contraire le danger est d'autant plus grand que l'éruption est plus prompte.

Un *léger émétique*, les boissons *émétisées*, l'*ipécacuanha* à petites doses et souvent réitérées, les *tisanes rafraîchissantes*, les *lavemens émolliens*, sont les remèdes les plus propres à prévenir cette maladie, ou à en arrêter les progrès.

CONCLUSION.

Le régime échauffant est toujours funeste aux femmes en couche, en ce qu'il provoque les sueurs, développe la putridité, et procure l'éruption miliaire.

———

V iij

XXIVᵉ. OBSERVATION.

ANTOINETTE R. âgée de 33 ans mourut de la phthisie causée par un épanchement de l'humeur laiteuse dans la poitrine après la suppression d'un vésicatoire. Sa mort, survenue au 25ᵉ. jour de sa couche, fut précédée de la toux, de la perte et de l'a-vortement.*

ANTOINETTE R*. agée de 33 ans, étoit mère de trois enfans. Accouchée par une sage-femme, en butte à tous les préjugés et victime de la méthode sudorifique, elle avoit eu à chaque couche des accidens plus ou moins fâcheux. L'humeur laiteuse, après sa première couche, s'etoit portée à la tête et s'y étoit même fixée au point qu'elle avoit affecté essentiellement l'organe de l'ouie. Elle consulta à cette époque le docteur *Maloet* dont elle négligea les sages avis. Relevée de sa troisième couche, elle étoit un jour assise dans son magasin, lorsque tout-à-coup elle croit voir entrer cinq personnes, quoiqu'il n'y en eut qu'une. Elle veut satisfaire à sa demande, et l'objet qu'elle tient semble se multiplier entre ses mains. Justement effrayée d'un tel accident,

elle invoqué un prompt secours. Un vésicatoire appliqué sur le champ à la nuque, par
son chirurgien, vint l'arracher au danger dont
elle étoit menacée. Deux mois après, elle se
lasse d'entretenir ce vésicatoire qui donnoit
abondamment. A peine est-il arrêté que l'humeur laiteuse s'épanche dans la poitrine et
provoque une toux si violente que la malade
n'avoit plus de repos ni la nuit, ni le jour. C'est
dans cet état qu'elle devint enceinte pour la
quatrième fois. Soit préoccupation, soit insouciance, soit aversion naturelle pour les médicamens, Antoinette R*. ne demanda pas même
avis aux gens de l'art, et lorsque tous ses voisins trembloient sur son sort, elle seule y paroissoit indifférente. Au troisième mois de la
grossesse, les quintes violentes de toux pro-
duisirent l'avortement avec une perte considérable et une chûte de vagin. Telle etoit la
situation déplorable de la malade lorsque je
fus mandé pour la première fois le 24 pluviôse
1791.

1°. J'arrêtai la perte. 2°. Je rétablis le vagin
à l'aide d'un pessaire imbibé d'une décoction
de roses de provins dans du bon vin vieux.
3°. J'appliquai les ventouses aux deux bras ;
le lait distilloit de la plaie et exhaloit une odeur
fétide. 4°. Je donnai un loch pectoral et adoucissant 5°. J'ordonnai des pastilles d'ipéca-

cuanha. 6°. Une légère infusion de bourrache et de fleurs de camomille édulcorée avec le sirop de guimauve, pour boisson ordinaire. 7°. Matin et soir le lait d'ânesse, coupé avec l'eau de gruau et le sirop de capillaire. 8°. Des lavemens émolliens ; 9°. Les végétaux et les farineux pour toute nourriture.

Après avoir observé ce régime l'espace d'un mois, la malade recouvra ses forces, l'appétit revint, et, grace à ce double émonctoire, le lait sembloit avoir pris son cours au dehors. Cependant la malade commençoit à maigrir sensiblement ; bientôt ses forces s'affoiblirent par l'effet des sueurs nocturnes si considérables qu'elle étoit obligée de changer de chemise tous les matins à son lever ; la toux qui s'étoit calmée, devint de jour en jour plus violente. Enfin les dégouts, la gêne de la respiration, la fièvre lente et plus sensible vers le soir, ne me laissèrent plus douter que le poumon ne fût dangereusement affecté ; en effet la malade mourut le 27 vendémiaire suivant.

L'ouverture du cadavre présenta un épanchement laiteux et purulent dans la poitrine ; la destruction presqu'entière d'un lobe du poumon par l'effet de la suppuration et de la pourriture : les bronches me parurent ulcérées ; mais ma santé chanchelante à cette époque ne me permit pas de pousser plus loin mes recherches anatomiques pour constater tous les désordres causés par cette métastase laiteuse, tant l'odeur fétide qui s'exhaloit de cette cavité, me devint insupportable.

RÉFLEXIONS

Sur la XXIVe Observation.

Une mère qui a toutes les qualités essentielles à une bonne nourrice, et qui néglige ou qui est dans l'impossibilité morale d'en remplir les obligations, s'expose, sans doute, à tous les désordres causés par un lait retenu ou répercuté. Mais provoquer les sueurs durant la couche, se faire un régime au gré de son caprice, négliger de prendre le plus doux purgatif après des couches multipliées, n'est-ce point s'exposer volontairement aux plus affreux dangers? n'est-ce point se rendre coupable de suicide?

Antoinette R*. ne peut se dissimuler que son lait se porte habituellement à la tête. Elle éprouve des bourdonnemens, des tintemens d'oreilles; elle contracte une surdité : rien de tout cela ne l'épouvante. Enfin, menacée de perdre la vue, elle ouvre les yeux et fait appeler un chirurgien qui applique un vésicatoire à la nuque.

Les ventouses eussent été sans doute préfé-
rables au vésicatoire, dans un moment où la malade étoit menacée d'une apoplexie laiteuse ;
mais du moins ce n'est point à la nuque qu'on
auroit dû le poser. En effet, c'étoit frayer à
l'humeur laiteuse une route naturelle vers la
poitrine, où elle ne manqua pas de se porter
immédiatement après la suppression du vésicatoire. Mais je l'ai dit, et je ne saurois trop
le répéter, la médecine n'est point un art
mécanique, et elle sera toujours plus désastreuse qu'utile à l'humanité, tant qu'on en
confiera l'exercice à des hommes dont la main
ne sera point dirigée par le génie.

Je reviens à l'insouciance affligeante de la
malade. A l'époque où elle devint enceinte
pour la quatrième fois, les quintes de toux
l'empêchoient de fermer l'œil depuis deux
mois pendant la nuit, et cependant elle vaquoit
le jour à son commerce et à ses occupations
ordinaires. Elle avorte au troisième mois de
sa grossesse, et la perte utérine qui succède à
l'avortement éveille sa prudence, si toutefois
on peut donner ce nom à la nécessité qui lui
fait implorer le secours d'un officier de santé.
Le mal étoit sans remède, puisque la phthisie
avoit commencé sans doute à l'époque de la
suppression du vésicatoire à la nuque, deux
ans avant l'avortement, et que de toutes les

causes de phthisies, la plus funeste, à mon avis, celle qui hâte le plus les progrès d'une maladie toujours incurable, est l'épanchement de l'humeur laiteuse dans la poitrine.

Femmes qui avez le malheur de ne pouvoir allaiter vos enfans, que cet exemple funeste et malheureusement trop commun, vous apprenne à ne plus vous familiariser avec l'ennemi le plus dangereux, le lait, qui, ne pouvant s'épancher au dehors, rompt ses digues naturelles, étend ses ravages sur les organes les plus précieux, en se portant avec impétuosité, ou vers la tête, ou dans la capacité de la poitrine et du bas-ventre. En vain invoqueriez-vous les secours de l'art, lorsque le mal a fait des progrès que toutes ses ressources ne sauroient arrêter. *Contra vim mortis*, a dit l'école de Salerne, *non est medicamen in hortis.* Ce qui signifie en style proverbial :

> Nos jardins ne produisent pas
> De véritable *anti-trépas.*

CONCLUSION.

Principiis obsta ; serò medicina paratur
Cùm mala per longas invaluére moras.

OVID. *De art. amat.*

DÉFI

AUX ACCOUCHEURS

qui croient ou feignent de croire à la nécessité des instrumens, de l'opération césarienne, et de la section sigaultienne.

L'OUVRAGE que tu viens de parcourir, cher lecteur, n'est ni un nouveau roman sur l'art que je professe, ni un receuil de procès-verbaux sur les accouchemens, mais un tableau rapide de principes vrais, simples, invariables, fondés sur plus de sept cents observations, fruit de vingt années de pratique, consacrées sans relâche à étudier le procédé de la nature dans la plus importante fonction de l'économie.

Mais il est temps de s'entendre sur la véritable signification du mot observation dont les auteurs me paroissent avoir étrangement abusé. Qu'est-ce donc qu'une observation en médecine? un rapport vrai ou faux du procédé de la nature dans telle ou telle maladie. Or plusieurs observations isolées, plusieurs rapports donnés seul à seul ne doivent être considérés que comme des matériaux propres à fonder une doctrine vraie, sure, et facile à saisir. Un dogme, une loi fondamentale de pratique ne peuvent donc être, en médecine, que le résultat d'un nombre infini d'observations faites et dirigées avec l'œil du génie.

Une femme accouche à terme ou avant terme, après un *travail* plus ou moins long, d'un enfant qui présente soit la tête, soit les pieds, soit toute autre partie du corps : l'accoucheur nous rapporte fidellement toutes les circonstances de cette opération naturelle ou laborieuse ; cette observation peut-elle être regardée comme une règle invariable de pratique? Non sans doute; ce n'est là qu'une simple relation d'un fait, un procès-verbal d'un accouchement dont le mode ne se reproduira peut-être jamais. Ces observations, ces rapports, ces procès-verbaux qu'on trouve par centaines dans tous les ouvrages sur l'art des accouchemens, ne sont propres qu'à déconcerter un jeune praticien qui a la bonne foi de croire qu'il pourra calquer sa pratique sur celle de l'auteur célèbre qu'il a pris pour modèle. Ce jeune accoucheur crédule n'aura pas plus de succès dans la pratique de son art, que ce jeune pharmacope qui, recueillant avec soin toutes les ordonnances qui circulent dans sa boutique, se métamorphose en officier de santé, et va tuer officieusement ses malades avec la même dose de médicamens qui, administrée par des hommes de génie, a conservé à tant d'autres la vie et la santé.

Ould, *Johnson*, *Smellie* nous ont appris que le corps de l'enfant, durant le *travail*, franchit les détroits supérieur et inférieur du bassin de la mère, en tournant sur son axe; voilà une loi chirurgicale. *De Haën*, *Ch. White*, *Cullen* nous enseignent que l'éruption miliaire, chez les femmes en couche, n'est jamais une maladie principale idiopathique, et que le régime échauffant est la seule cause de cette éruption; voilà une loi médicinale. Pourquoi? parce que ces deux faits sont le résultat de plusieurs observations qui ont amené ces auteurs célèbres à deux découvertes si importantes, qu'elles sont regardées, de nos jours par les praticiens éclairés, comme les bases fondamentales de l'art des accouchemens.

Si je n'eusse voulu donner qu'un ouvrage volumineux, j'aurois pu rédiger, sans beaucoup d'efforts, sept cents relations, ou un roman historique sur mes accouchemens; mais j'ai voulu donner un ouvrage utile, et je n'ai pu recueillir jusqu'à ce jour que vingt-quatre observations confirmées par plusieurs expériences.

Ces observations médico-chirurgicales me coûtent assez de veilles et de sacrifices pour qu'il me soit permis de croire, sans vanité, qu'elles seront accueillies favorablement des élèves et des jeunes praticiens jaloux de marcher sur les pas de la nature et de connoître enfin la vérité.

Quant aux vieux routiniers, je crois déja les entendre, les uns s'exhaler en injures contre le sacrilège profanateur du culte de *Levret*, les autres chercher à étayer par de vains sophismes les erreurs qu'ils chérissent et qu'ils propagent de bonne foi peut-être, pour le malheur de l'humanité.

Mais d'abord les injures ne sont point des raisons; souvent même semblables aux traits envenimés qui blessent les mains du furieux qui les lance, les traits injurieux retombent sur ceux qui les vomissent. Quant aux sophistes, je me contenterai de leur répondre avec l'abeille prudente de la fable (1) :

Sans tant de contredits et d'interlocutoires,
   Et de fatras et de grimoires,
Travaillons, etc.

prenons l'expérience pour juge ; et l'on verra de quel côté est l'erreur, de quel côté se trouve la vérité.

---

(1) Les frélons et les mouches à miel, fab. XXI, pag. 20. La Fontaine.

J'ai dit, par exemple, que *le grand diamètre du détroit supérieur, et le grand diamètre du détroit inférieur du bassin, ne sont jamais viciés au point de former un obstacle invincible à l'accouchement de l'enfant à terme, et conséquemment que les instrumens, l'opération césarienne et la section sigaultienne sont non-seulement inutiles, mais dangereuses et pour la mère et pour l'enfant.*

Eh bien ! je défie tous les accoucheurs mécaniciens de détruire ce principe fondamental de pratique que j'établis sur deux bases inébranlables, l'expérience et l'observation.

Qu'on ne nous parle donc plus ni *d'étroitesse* du bassin de la mère, ni de *monstruosité* de la tête de l'enfant, effroyables chimères, enfantées par l'ignorance et le charlatanisme. Les saignées périodiques durant le cours de la grossesse ; le *travail* provoqué avant terme ; les attouchemens rudes et fréquens durant les douleurs naturelles ; l'audacieuse témérité de placer et de déplacer à son gré la tête de l'enfant, durant le *travail* ; l'usage, l'abus même des cordiaux et des liqueurs fermentées sous prétexte de soutenir ou de ranimer les forces de la femme en *travail* : voilà les seules, les véritables causes de ces accouchemens, qu'on a très-bien désignés sous le nom *d'accouchemens contre nature,*

nature, puisqu'ils sont provoqués et terminés en dépit d'elle.

Que tous les sectateurs des *Levret*, des *Chamberlayne* et des *Sigault*, se réunissent pour trouver un sujet dont le bassin soit le plus vicieusement configuré, qu'ils déclarent que cette femme enceinte est dans le cas de subir l'opération césarienne ou la section sigaultienne, qu'ils signent leur déclaration ; que cette femme soit ensuite confiée à mes soins, huit jours au moins avant le dernier terme de la grossesse (2), et si je n'accouche point cette femme sans autre instrument que ma main, je consens à perdre ce que je suis si jaloux de mériter, l'estime et la confiance publiques.

Après un défi si solennel, il faut de deux choses l'une, ou que je sois convaincu de présomption, d'ignorance et d'imposture, ou qu'il reste prouvé à la face de l'Europe, que les partisans des instrumens de l'opération césarienne et de la section sigaultienne ont été jusqu'à ce jour, ou trompés ou trompeurs. Trompés, si, sur la foi d'un maître astucieux, ils ont adopté trop légèrement une erreur. Trompeurs, si, connoissant l'immensité des

____

(2) Je suppose que cette femme n'aura point été saignée mal à propos dans le cours de sa grossesse.

X

resources de la nature, mais séduit, ou par un faux instinct de gloire, ou par un sordide intérêt, ils ont eu l'audace de mettre l'art au-dessus d'elle.

Après un défi si solemnel, il est aisé de voir que je ne puis envisager d'autre but que la recherche de la vérité, le triomphe de la nature, et le bonheur social. Vaincu, je perds la confiance publique; vainqueur, je perds le fruit de mes veilles, en rendant au sexe ses droits imprescriptibles au *travail* de l'enfantement.

Du reste, si le sacrifice de mon intérêt personnel à l'intérêt sacré de l'humanité, n'étoit pas un motif assez puissant pour dessiller les yeux du vulgaire, si les sophismes du mensonge avoient plus d'attraits pour lui que le langage de la vérité, si même en dépit de la raison, de l'observation et de l'expérience, l'art pouvoit de nos jours triompher de la nature, je me contenterois de gémir sur les préjugés de mon siècle, en m'écriant douloureusement avec Pline, *Populus vult decipi*, le vulgaire chérit l'erreur. Mais on ne m'entendra jamais dire avec les Levretistes, *decipiatur*, respectons son idole, trompons-le puisqu'il veut l'être.

Je sens que cet ouvrage n'est pas de nature à me concilier l'amitié de quelques-uns de mes confrères les accoucheurs, mais outre que je me suis toujours glorifié d'avoir pour ennemis ceux de la vérité, j'avoue que je me croirai bien dédommagé par un sentiment plus flatteur et plus vrai de leur part, celui de l'estime, dont ils m'honnoreront peut-être s'ils daignent descendre avec moi dans l'arêne, non comme autrefois, soixante contre un et couverts du bouclier académique, mais seul à seul et forts des seules armes de la raison, de la nature et de l'expérience. Vingt années de pratique et de réflexions sur un branche de l'art de guérir que j'ai cultivée presque exclusivement, m'inspirent assez de confiance en mes propres forces pour ne pas me croire tout-à-fait indigne de me mesurer avec qui que ce soit dans une lutte aussi importante pour l'humanité; et je serois forcé de regarder comme un lâche détracteur celui de mes confrères qui, sans me combattre, oseroit me calomnier.

Je sens que cet ouvrage péche encore par la forme, je veux dire qu'il manque de ce vernis social dont on plâtre la vérité, pour voiler ses charmes secrets aux regards pudiques de ces êtres timorés qui s'effaroucheroient de la voir toute nue. Mais voici la réponse que je fis à ce sujet à feu Antoine *Louis* secrétaire de l'académie de chirurgie de Paris, qui me disoit un jour, en me remerciant de lui avoir envoyé un exemplaire de mon premier ouvrage : *On peut dire la vérité aux gens avec moins de dureté.* De dureté ! lui répliquai-je ; mais que répondriez-vous, je vous prie, à un homme qui vous accuseroit de dureté en vous voyant appliquer le cautère actuel sur un os carié ? Fort de vos principes, vous le laisseriez jaser, et vous iriez votre train. Ne trouvez pas mauvais que j'en fasse autant.

Mon art est carié jusqu'à la moëlle des os ; et je ne connois pas de remède plus souverain contre la carie des préjugés, qu'une plume brûlante, rougie au flambeau de l'expérience. Etonné de ma réplique, maître *Louis* changea de ton, et me dit en souriant : *J'ai, comme vous, fait quelque fois la guerre à nos accoucheurs ; mais, quand je les serre de trop près, ils se sauvent dans la matrice ; et j'avoue que j'aime mieux les y laisser que de me perdre avec eux dans ce labyrinthe inextricable.*

Je finis en suppliant le lecteur impartial, dont j'ambitionne l'estime, de ne pas juger de mon caractère par le ton de sévérité qui règne dans cet ouvrage, et d'être persuadé qu'il n'en coûte pas moins à un cœur sensible de dire la vérité à des hommes qu'il sait ne pas l'aimer, qu'il doit en coûter à ceux-ci de l'entendre. Mais l'écrivain qui se voue au

bien de l'humanité, doit savoir faire violence
à son caractère, et dédaigner les vaines cla-
meurs de son siècle, les yeux toujours fixés
sur la postérité.

FIN.

ORDRE

DES MATIÈRES.

Fin de l'ordre des Matières.